宝宝轻松带

育儿很简单

《健康时报》编辑部 主编

水冰月 绘画

中国科学技术出版社

·北京·

目录
contents

日常护理篇

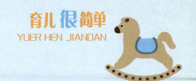

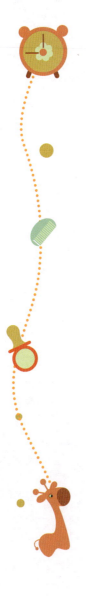

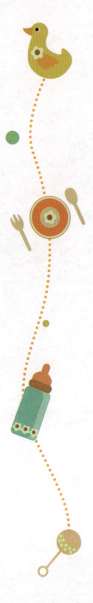

全面发展篇

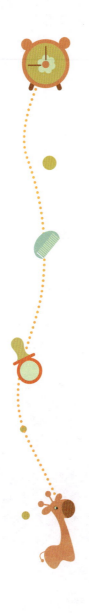

合格父母篇

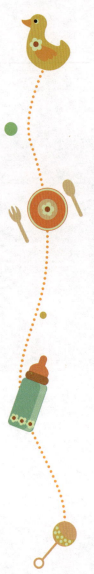

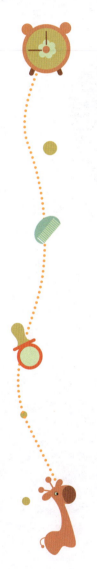

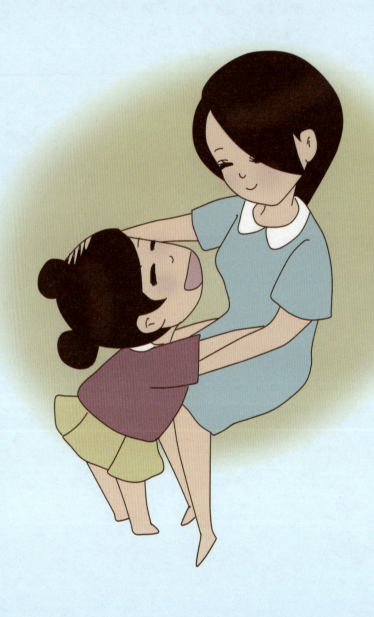

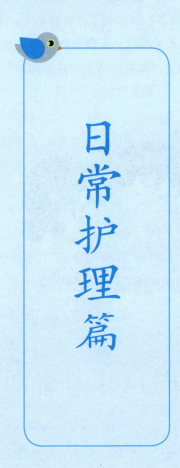

日常护理篇

饿不饿碰碰嘴

刚当上新妈妈，肯定手忙脚乱，一听到宝宝哭就犯晕，不知他是饿了还是困了？要么就是拉了？时间长了就好点儿了，特别是学会了一招，能判断孩子哭闹是不是因为饿了，正确率达80%。就是当孩子哭时，妈妈用食指碰碰他的嘴角边，如果他马上把头转向你手指的那一边，张开小嘴去找，那一定是饿了，赶紧给宝宝喂奶吧！

（湖北省武汉市　王　倪）

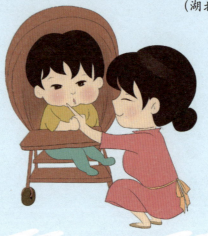

手揪耳垂止呛奶

我有一个可爱的小孙子，才10个月大。每当他吃奶或者喝水呛着时，我就会轻轻地拍打他的背部。不过，这个方法见效比较慢。而他的外婆采用的方法很简单也很有效：用大拇指和食指轻轻地揪住孩子的耳垂并向下轻轻地拉一到两下，立刻就能止住呛奶。

（上海淡水路　陈抗美）

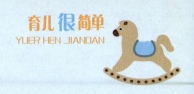
巧用水果来调味

添加辅食的宝宝如果刚开始接触的就是口味偏重的食物，则日后偏好这类食物的概率就很高，对健康肯定不利。要想把辅食做得有滋有味，应该选用能减少使用调味料的材料，想吃点酸的开开胃，可以用西红柿代替醋；宝宝爱吃甜味，可以在辅食中加入苹果泥、菠萝泥等食物来代替白糖……这样做出的辅食，又好吃又健康。

（湖南省儿童医院　刘花艳）

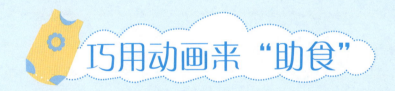

巧用动画来"助食"

3岁的女儿迷上了动画片，一到吃饭就叫不动，强行关电视机她就会又哭又闹。我连吓唬带哄，好不容易擦干了她的眼泪离开电视机来吃饭，可吃饭时她不是嫌这就是挑那，一顿饭下来，我头都大了。

总着急也不行，我想既然孩子喜欢，就将就她一下吧。于是我把晚饭时间向后挪了半个小时，这样，女儿就能痛痛快快地把动画片看完，我也不用再为吃饭的事和她着急了，有时我还可以陪她看上一会儿。

女儿不吃炒蘑菇。我既不迁就也不呵斥，而是对她说："《小兔乖乖》的动画片里，兔妈妈不是去给小白兔采蘑菇吗，小白兔爱吃蘑菇，才那么聪明斗败了大灰狼的。"女儿一听，马上说："我也要吃蘑菇！"一边吃着一边还说蘑菇好吃呢！

感悟：利用孩子的天性与偏爱，巧妙地引导，既能纠正孩子的不良习惯，又能使其从中长见识，可谓四两拨千斤、一举两得。

（苏小罗）

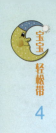

吞了异物嚼点韭菜

　　公公在社区医院坐诊，偶尔会遇见宝宝不小心吞下小零件。如果不是异物卡喉那种紧急的情况，而是小东西直接吞进了胃里，公公就会让家长，把七八根韭菜用热水汆一下，切成三四指长，团成团，让孩子嚼一下咽下去。注意不要嚼得太碎，韭菜在胃里蠕动时，可利用韭菜的长纤维把异物包裹住，并带出体外。

（杨新华）

不吃萝卜加点蜂蜜

　　我的小孙女一到冬天就咳嗽，许多人给我支招，说给孩子吃白萝卜，但无论是生萝卜还是熟萝卜，小孙女都很讨厌那个味道。

　　后来，有个中医告诉我，可以用 3 片生的白萝卜片泡在蜂蜜里面，我选择了杂花蜜泡萝卜，泡一天一夜就好了。用泡出的蜂蜜萝卜冲水喝，基本没有萝卜味，小孙女喝了以后，止咳效果很不错。

（周　艳）

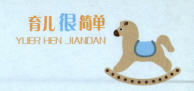

培养良好的饮食习惯
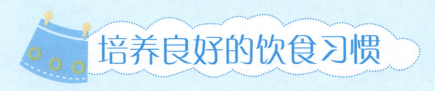

好习惯要从小培养，晨晨半岁了，为了培养孩子有一个好的饮食习惯，请各位妈妈支招。

妈妈支招

天天妈妈：

坐月子时老同学送给我一把宝宝餐椅，天天7个多月时我就让他坐在上面玩儿，后来发现无心插柳，从此宝宝养成一吃饭就坐餐椅的好习惯，根本不用大人追着喂。现在身边的朋友要是当了妈，我也会买个餐椅送给她并附带我的独门经验。

黄水莲：

孩子不肯吃饭时，我就自己吃完然后狠下心来把饭菜收拾走，而不是强迫他吃。等他喊饿了，再拿出来热热给他吃，而不是用零食来满足他。

大圣妈妈：

我从小只给大圣喝没味道的白水，连果汁都要兑水，就是不想让他小小的就适应"重口味"和甜食，虽说我也知道不能一直限制下去，但是尽量晚些时候让孩子接触"重口味"的东西，总是有益无害的。

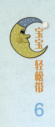
 # 抓住婴儿脑发育的关键期

"脑科学育儿法"强调，从孩子出生到孩子行走之前的教育决定了孩子的脑部发育。在会行走之前，家长的教育应该注意以下 7 点。

边换尿布边说话

换尿布时，一边换一边和宝宝说话，比如"换了尿布你就会变舒服了"等，宝宝虽然不能说话，但可以听，可以感受母亲说话的语调，观察母亲的表情，这样可以刺激宝宝脑神经的言语部分。

每天 5 次躲猫猫

每天跟孩子玩 5 次以上的拿手遮脸又突然露出脸的游戏，这是训练宝宝反应的常见小游戏。游戏中宝宝的视线可以集中，并且充满期待，无形中就锻炼了大脑。

穿各种颜色的衣服

给宝宝穿各种颜色的衣服，这样可以让孩子记住颜色，养成他们对色彩的敏感度。

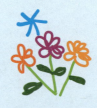

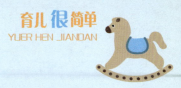

没事就背背宝宝

常背宝宝可培养其平衡感，有益于其运动能力的发展。

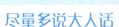

尽量多说大人话

如果想早一点培养孩子正常的语言能力，就少对宝宝说幼儿语而是多说大人话。

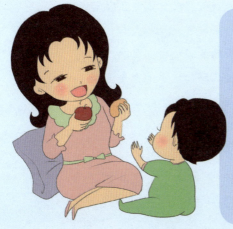

做示范时要同向

在孩子学会拿筷子和铅笔前，先多次示范给宝宝看。示范的时候千万不要坐在宝宝对面示范，因为孩子的模仿力很强，如果家长用右手示范的话，孩子就会用他的左手模仿。应该让孩子坐在自己身上，和孩子朝着同一个方向进行示范。

经常做做选择题

经常拿两个以上的东西问宝宝："你喜欢哪个？"比如拿个苹果和橘子，问孩子喜欢哪一个？可以从小就培养孩子的选择能力，还能够刺激脑部的发育。

人生，就是在不断面临各种各样的选择，大人应该从小培养孩子的这种能力。

（李巍）

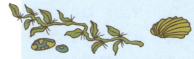

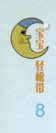

新脑科学育儿7方法

由于久保田佳代子出色的教育方法，邻居们纷纷把自己的孩子寄养在她家。久保田佳代子又出版了《大脑的培育》《培育优秀的大脑》等书，建立了脑研工房，并总结了新脑科学育儿7方法。

1. 父母训练宝宝"停"，让宝宝一旦听到停的命令能马上停下手边的一切活动。

2. 给宝宝玩手摇铃时别太快，而是慢慢移动，以便让宝宝的眼睛能跟随活动。

3. 早点让宝宝学用吸管，对他以后的发音咬字有帮助。

4. 和宝宝讲话时一定注视他们，准确向其传达语言表情。

5. 尝试给宝宝闻各种味道，这有利于他们的情感变化。

6. 让宝宝撕纸，撕得越细越好，训练孩子手指的灵巧度。

7. 可以让宝宝看会儿电视，增强其模仿能力，但看的时间太长反而会阻碍脑发育。

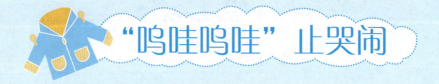

"呜哇呜哇"止哭闹

对付小小孩的无理取闹，我有一招。就是当他还在投入地大哭大喊时，家长用自己的手掌轻轻地拍孩子张大的小嘴，于是孩子的哭闹声就会变成有趣的"呜哇呜哇"的声音，这时候很多小宝宝就会破涕为笑了。我试过，挺有意思的，泪珠还在小脸上挂着呢，已经开始咯咯笑了。不过，此招不宜多用，家长请自行把握。

（浙江省杭州市　杨 帆）

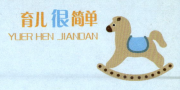

跟小婴儿多多说话

女儿饿的时候也只是轻声哼哼，我和她说："瞳瞳，你饿了吧，乖乖别哭。"她就真的很安静地看着我，好像听懂了。在瞳瞳1个月大时就开始读图卡、认物，现在每天我会专门安排两次运动和学习时间，和宝贝一起进行。

育儿专家林怡点评：母亲柔和的声音能促进宝宝的语言发展，有效安抚宝宝，给宝宝以安全感。在宝宝哼哼的时候与她沟通，本身就是很好的早教。当然，与宝宝的沟通还可以拓展到日常生活中，不管宝宝或妈妈正在做什么，看到什么，都可以描述给他听。即便他暂时听不懂，也是宝宝积累语言素材的一个途径。给宝宝读图卡也是早教内容之一，但持续时间不宜太长，最好以游戏的方式进行。

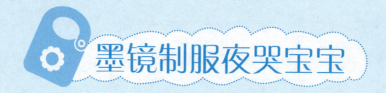

墨镜制服夜哭宝宝

夜里巡视病房时，经常看到很多家长抱着小夜猫宝宝不停地哄。

其实对付夜哭宝宝有很多方法，我给家长出这几招：

首先，白天多带宝宝去户外活动；其次，不要宝宝一醒就哄，反而容易使其形成每夜必醒的毛病；最后，法宝是一个儿童用的深色小墨镜，若宝宝睡着时突然大哭，给他戴上墨镜，效果不错。

（刘 琴）

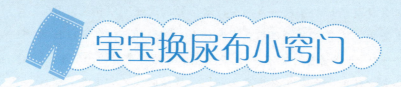

宝宝换尿布小窍门

给男宝宝换尿布的时候，经常会出现冷不丁宝宝突然就尿起来了，大人吓一哆嗦不说，还极有可能被迫"美容"一把。后来我想了一招，每次给宝宝换尿布前，就先拿一张纸巾盖在宝宝的小肚子上面，即使宝宝突然尿了，也不会滋得老高。等宝宝再大一些可以把尿时，我也是用这个办法挡着点，要不然，宝宝经常会尿到尿盆外面。

（山西省太原市 张 莹）

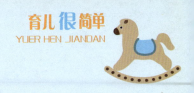
睡着 1 小时把尿最好

　　儿子刚摘尿布的时候，我总是担心他尿床，等他晚上睡着后老是找不准把尿的时间，要么把他弄醒而他却不尿，要么还没等我去把尿，他已经"画地图"了。

　　慢慢地，我也总结了一些经验，发现一般在他入睡后 1～2 小时，把尿效果最好。即使是他睡前刚喝了水，这个时候也能尿出来，剩下的时间，我就高枕无忧了。

（浙江省萧山区　马 欣）

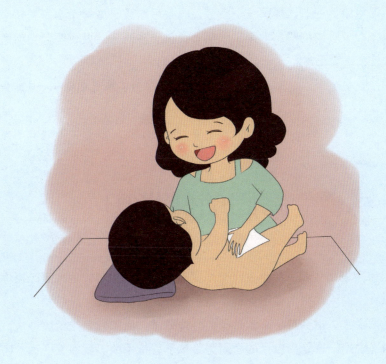

白天玩太疯睡前泡泡脚

　　女儿和小表妹疯玩了一天，晚上洗漱后上床，很快就入睡了，半夜里突然哭闹起来，脚乱蹬，像要挣脱别人的束缚，边哭边嚷嚷，说的什么也听不清。我们喊她，她不应，去抱她，她手脚乱动，我们一筹莫展，只好等她闹够了，才昏昏睡去。

　　事后我咨询小儿科医生，医生说因为孩子白天过度玩耍，神经细胞处于高度紧张兴奋中，大脑皮层的兴奋和抑制过程失去平衡，睡后一部分细胞无法按时入眠，造成睡眠过程中出现这种状态。家长应在孩子睡前用温水给他泡脚，缓解一下疲劳，睡着后给孩子做一个全身的按摩或抚摸，减少肌肉的酸痛。第二天早上让孩子多睡一会儿，睡至自然醒，状态就会恢复正常。

（山东省泰安市　杨新华）

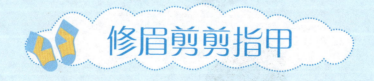

修眉剪剪指甲

　　宝宝没出生我就给他买了一个婴儿专用的指甲剪，后来实际操作时发现真不好用，根本瞧不见孩子指甲在哪儿，深了浅了没感觉，有一次甚至把宝宝小指头剪了个大口子，心疼死了。后来我遍求解决办法，一位同事说她一直是用自己的修眉剪给孩子剪指甲的。我回家一试，确实好用多了，和我有一样困扰的妈妈也试试吧！

（北京市西城区　乐澄）

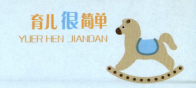
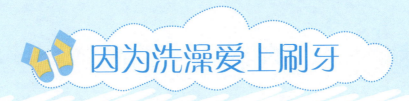

因为洗澡爱上刷牙

　　女儿不爱刷牙,每晚我俩都因为这个斗气。天气热了,需要天天洗澡,我竟发现一个让女儿爱上刷牙的好办法。

　　有一次,当花洒淋下的水帘掠过她的小脸蛋,她正张开嘴要跟我说话时,半张的嘴在水帘下边吐水边说话,"啊呜啊呜"的,女儿也被逗得兴奋了,一直用嘴接水玩儿。我灵机一动,赶紧给她的小牙刷上挤好牙膏,递给她:"来,让小溪流冲洗你的牙齿吧!"然后继续用花洒不停地淋她的头,女儿竟然乖乖地刷起牙来,还示意我往她嘴里再淋水漱口……就这样,女儿爱上了洗澡,也爱上了刷牙。

(浙江省杭州市　杨　帆)

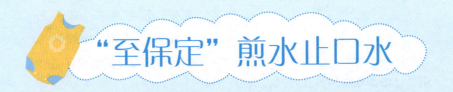

"至保定"煎水止口水

　　我家宝宝3个多月的时候开始流口水。医生说这是生理性的,不用特别管他,长大了自己就好了。但是看着孩子流得难受,而且总把小下巴弄得红红的,肯定很疼。于是我就四处找偏方,后来听说了一个挺靠谱的方子,试了试好像效果也不错。就是用中药至保定和焦三仙各3克,一起煎水喝,每天喝两次,3天后宝宝的口水就流得少多了。

(山东省淄博　孙凝涂)

怎么教孩子擤鼻涕

孩子感冒了，听着小鼻子里"呼噜呼噜"的我就难受，但总也教不会他擤鼻涕，各位妈妈有何高招？

杨新华：让孩子闭上嘴轻轻吸口气，然后让肺内的气体从鼻腔里喷出，把鼻涕带出来。

天天妈妈：我会逗天天——看能不能把鼻涕喷到妈妈脸上？这个坏小子就开始学着使劲地擤鼻涕了！

李艳玲：大人示范是最好的方法，身教重于言教，孩子的模仿力很强，尤其是大人会的他不会，他会很有求知欲的。

小宝妈：我让儿子在水池前把头低下，不呼吸。然后我用手捧起水放到他鼻孔处，反复两次，孩子会本能地往外擤。慢慢地，他就有擤鼻涕的感觉了。

得得妈妈：将面巾纸放在孩子鼻孔前，让他闭着嘴用鼻孔呼气，面巾纸飘起又落下，孩子觉得很好玩。找到感觉很快就能学会擤鼻泣了。

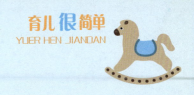

棉签蘸盐水可洗鼻

春天孩子容易过敏，再加上这时也是感冒高发的季节，为了预防这两种疾病，我给孩子的保健方法就是常给他洗洗鼻子。倒也不是直接用水洗，那样一般孩子都接受不了。我就用棉签蘸生理盐水给孩子擦洗一下鼻腔，每天早上起来和从外面回到家中时，都洗洗。这个方法特别适用于 5 岁以下的孩子。

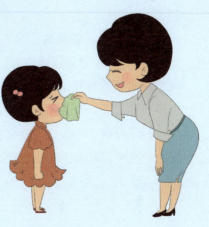

（山东省平阴市　朱本浩）

冬天带孩儿小妙招

去幼儿园接孩子，妈妈们一起聊天，都说孩子冬天最难带，天冷衣服不好穿啦、容易生病啦……真是深有同感。但摔过数次"跟头"后也总结出一点经验。

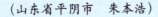

一层棉不如几层单

老辈人说："几层单不如一层棉"，天冷时，穿多少件单的，都不如一层棉的御寒。一开始，我也遵照这个原则给孩子穿衣服，秋衣外穿一件手工做的厚厚实实的大棉袄，新里新面新棉花，那叫一个暖和，心想再冷的天也不怕了，谁知一个孩子冬天感冒几次。后来才明白，孩子的活动量很大，很容易出汗，也没办法脱，因为里面只有一件秋衣，就

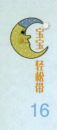
这么捂着，汗干了再出汗，反反复复，怎能不感冒呢？总结教训后，我就在冬天多给孩子穿几件，每件都薄薄的，棉袄也是薄薄的丝棉，玩出了汗就把外面的脱掉，孩子也不觉得束缚。

自制一些杏仁粉

咳嗽在冬天是最易发的了，我的孩子就非常容易咳嗽，最近我发现了一个小方法，让孩子喝点杏仁粉。买纯杏仁粉（不是杏仁饮料）冲着喝，没想到孩子也喜欢这个味道。杏仁是味中药，有止咳平喘的作用，而且营养丰富均衡，含有多种维生素、丰富的植物蛋白。我就每天让孩子喝一点，没想到这一段时间他真的不咳嗽了！但也要注意，杏仁有润肠通便的功能，如果消化不好还要少喝。

一见雨雪就出门

很多爸爸妈妈一看下雨下雪就不让孩子出去玩了，我可不一样，越是这样的天气，越是带着孩子在外面疯。雨雪天的空气干净、湿润，灰尘杂质都被雨雪裹挟走了，对呼吸系统很好，只要给孩子穿暖和就行了，孩子其实是非常喜欢和雨雪亲近的，他们能在雨雪天里玩自己发明的很多小游戏，非常开心。

（河南省中医院　李尤佳）

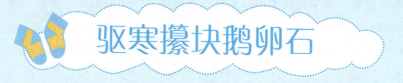

驱寒攥块鹅卵石

鹅卵石密度大，吸收的冷气热气不易释放，温度变化较慢。所以天冷时孩子出门，我就让他在手中攥块鹅卵石。鹅卵石可以提前放在暖气上，一方面，它热量释放慢；另一方面，孩子的手握着东西就会攥紧拳头，冷空气不易进来，到了学校手也不会冷。

（孙彦军）

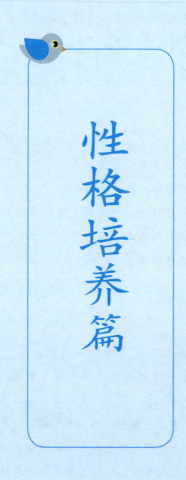

性格培养篇

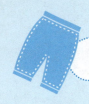

到海滩，还不让孩子自己玩

孩子对水和沙有着天生的狂热，海滩上应该是撒开欢儿尽情玩耍的好地方。前段时间去海南三亚，发现了中外一些家长在孩子玩耍时的态度截然不同，很有意思。

沙滩上：中国家长喜欢围坐在孩子身边看着他们玩，时不时"指点"两句；国外的家长只是把宝宝、小铲子、小水桶一起放在沙滩上，然后就自顾自地躺在椅子上晒太阳、下海游上几圈……

感悟：在海滩上的沙子很细，也比较干净的前提下，让宝宝自己玩更能让他体会大自然的乐趣。再说了，关于怎么玩沙子，大人们恐怕比孩子们要逊色得多。

泳池里：酒店游泳池里有个大型水滑梯，几个金发碧眼的五六岁孩子开心地从滑梯的最顶部一口气滑到水里，扑通扑通接二连三地撞在一起，还有个小女孩抱起妹妹直接扔到水池里。同一个地点，中国爸爸耐心地站在滑梯出口处，一个小男孩套着游泳圈滑下来，刚刚接触到水面就被爸爸一把抱住。

感悟：开始的保护固然重要，但如果爸爸一直这样保护下去，孩子一次也不会被呛着，也就丧失了自立学习中最宝贵的实践体验。

(马晓慧)

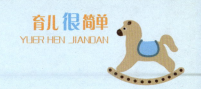

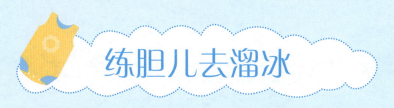

练胆儿去溜冰

如果你的孩子胆子小，就送他去学溜冰；如果你的孩子平衡性差，还得要送他去学溜冰。

尤其是三四岁的孩子，除了玩，很难让他们专注地某一种运动，溜冰却是个例外。北京某溜冰场销售策划主管林颖形容，溜冰就像玩水，对孩子有天然的吸引力。除了能增加体能、食欲外，最独特的优势在于对平衡感的良好训练，这对前庭和半规管正处于发育阶段的孩子很重要。

而且，孩子能从不断的跌倒爬起中变得勇敢，尤其是小小男子汉们；女孩子则能通过溜冰塑造良好的气质和形体，跳跃、旋转、自由滑等动作对孩子身体的柔韧性和弹跳力会产生深远的影响。

林颖说，只要到了三岁半，脚踝力量够大就可以开始学溜冰，但是鉴别脚踝力量需要专业教练。所以，北京师范大学体育运动学院副教授赵纪生建议，一般还是四五岁开始学溜冰，因为这时骨骼发育得比较好。太早学会影响骨骼发育，再大了学接受得相对比较慢，孩子容易失去信心。

如果户外的冰场已关闭，家长可以带孩子到室内溜冰场或旱冰场。

现场捕捉：

孩子胃口大开——好玩！

周六，在北京国贸溜冰场内至少20多个孩子在溜冰。休息区里，一个小男孩正在大口大口地吃着三明治，奶奶看得乐开了花："刚练了半小时就饿了，可不愁他吃饭了。"

记者问："为什么喜欢溜冰啊？"

小男孩边吃边从嘴里挤出俩字——"好玩"。

家长感觉欣慰——高兴！

一位站在场边的家长说："可以培养他不轻言放弃的精神，还能锻炼他们的胆识、平衡能力。"让孩子明白"从哪里跌倒再从哪里爬起来"——这真是活生生的生活体验。

（王志胜）

快速反应游戏保护视力

　　担心孩子会近视，我就变着法儿让他注意科学用眼，最得意的一招就是练习快速反应能力。我随口说上下左右的方向，他就顺着方向转动眼睛。有时为了增加点乐趣，让他先转眼睛，我模仿他的动作，有时故意做错，大家开心一笑。转眼睛练反应成了我提醒孩子科学用眼的保留节目，也让孩子在玩的乐趣中休息了疲劳的眼睛。

（朱建新）

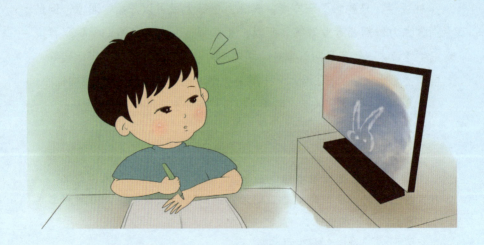

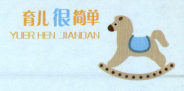

最重视培养儿子的运动能力

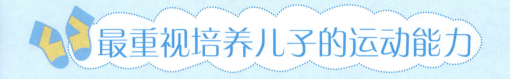

重视对宝贝运动能力的培养，原因有三：

第一，运动帮助孩子发展身体协调性和灵活度，让孩子的思维更加活跃，更聪明。

第二，喜欢运动的孩子更加开朗，喜欢与人交往。而在实际生活中，交往能力往往比其他东西更重要。

第三，孩子会在集体参与的游戏中学会竞争、听指令和培养领导才能，提升生存能力。

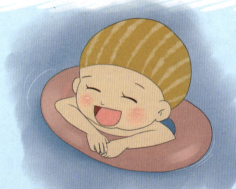

《妈咪宝贝》编辑杨默点评：把早教关注的焦点放在运动上，看似不经意，却把握住了 0~3 岁早教的大方向——促进宝贝大运动能力的发展。

不是吗？大运动好的孩子，肢体协调性好，这能确保他思维活跃、聪明，也就保证了他智力的发展；有更多的机会与人交往，也就保证了他情商的发展；还可以锻炼他团队协作力的发展。有了这些综合能力，还怕不成才？

而且，爸爸带孩子最大的优势也在于能一起运动，这对促进父子关系也大有帮助呢！

宝宝黏人是件好事

当宝宝突然变得很黏人时，家长通常会被小家伙纠缠得失去耐性，变得十分焦虑，最本能的反应就是急着改变宝宝，让他"独立"起来。殊不知，这样的做法不仅于事无补，还会导致宝宝黏人的行为变得越来越严重。

其实，宝宝黏人是件好事。黏人是有亲疏之分的表现，只有心智发育到一定程度才会出现。他开始明白，自己与周围人的爱的关系是有序位的——妈妈最亲，爸爸、奶奶等其他家人次之，别的大人再次之，陌生人更遥远。

而且，黏人是宝宝在学着表达爱。每天一大早，只要睁开双眼，多诱人的美食、多好玩的玩具，小家伙都可以弃之不顾，甚至来不及套上衣服就急急忙忙地爬到妈妈的身边，用他肉嘟嘟的小手轻轻地拍打着妈妈的脸庞……

黏人与独立并不相悖，黏人可以帮助宝宝从最爱的人身上获取足够的心理能量，慢慢走向独立。一两岁的宝宝即便玩儿得很投入，也会时不时看一眼旁边的妈妈，这种看似无意义的举动，都是他从妈妈身上获得能量的方式。他知道当自己需要时，妈妈就在身边，内心因此得到安慰。这种安全感建立起来后，他就会尝试着更长时间自己玩儿，再逐渐过渡到离开妈妈视线也可以很安心地玩儿。

面对黏人的小家伙，我们应该每天腾出一段时间全心全意地陪伴他，还可以尝试以下做法。

 ### 离开前跟孩子请个假

离开宝宝时一定要向他"请假"，告诉他你会在某个时刻回来："我下了班就回来！""打完电话就陪你玩！"千万不要偷偷溜走，否则虽

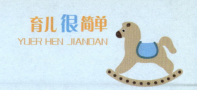
然可以马上逃脱，但宝宝会在内心深处记下这笔账，对你不信任，导致安全感缺失。另外，如果你过于焦虑，你的情绪就会通过不经意的言行表达出来，让宝宝觉得分离是件可怕的事。

手指轻抵后背说"加油"

我有一个屡试不爽的办法，每当离开孩子时，就会把他紧紧搂在怀里，用手指头轻轻抵着他的后背（哪个位置无所谓），给他"加油"，然后暗示他有动力了，可以自己去玩了。这个小办法效果出奇的好，他通常都很配合。

让孩子掺和你的工作

别老觉得孩子小，什么都不懂，有的事情可以带着他一起做。比如做家务："宝宝，妈妈现在炒菜，你来当妈妈的小帮手吧。桌子脏啊？那宝宝去把那些脏东西消灭掉吧！这里有抹布，是你的武器！"一边操作一边生动地描述给他听，他会感受到妈妈没有忽视他，因此会更快地独立。

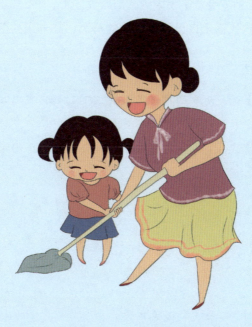

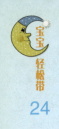

两岁小儿爱说"不"

儿子说"不"最频繁的一段时间是在将要两岁时，去公园里坐小火车，他开始试着向我表示不肯走，在外面玩了好长时间，他还是说"就不回家"……

每当他说"不"时，我都觉得很好笑，这是小家伙急于独立呢！但同时我又很担心，以前挺听话的儿子怎么变得这么执拗？

搞不清楚缘由前，还好我没急着粗暴地制止他。他想多坐一次小火车，第一次我同意了，但事后告诉他：因为他从来都很乖巧，所以妈妈才答应，可是以后不会再这样了。

他不想回家那就再玩一会儿，不过要限定时间，10分钟或5分钟，他虽然对时间还没有概念，但到时候他就会履行自己的诺言。

邻居的孩子都是一玩起来就不肯走，即使家长大发雷霆也没用，可儿子只要我一句话就会放下手中的东西跟我走了。

诀窍就是：让孩子自己约束自己的行为，在一定的范围内给他小小的自由。

感悟：育儿书上说，两岁的孩子正在用"不"来宣布内心的独立，自我意识正在萌生，家长应该呵护而不是打击，理解而不是愤怒。合理地对待孩子的异常情绪，有效地进行疏导，就会看到一个彬彬有礼的小绅士逐渐成长起来。

（商艳燕）

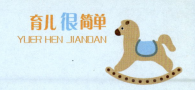
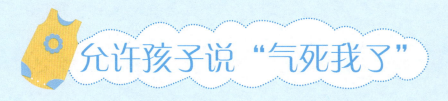

允许孩子说 "气死我了"

当宝宝懂得大声地喊出"气死我了"时，家长的第一反应通常是这么个小不点儿有什么好生气的。不过如果你知道，适当鼓励孩子用语言来宣泄自己的不良情绪，有助于改掉他打人、咬人的坏毛病时，你就不会这么说了。

三四岁的孩子已经明白语言可以表达自己的情绪了，要鼓励他这种诚实说出来的行为。

你还可以尝试以下的技巧，让他和小朋友一起玩耍时既安全又快乐。

允许孩子有点儿小私心

如果你的孩子总是为了拿回自己的玩具而打别人，那就别非让他把自己最心爱的玩具"大方"地交给小朋友。另外，如果你的孩子咬人、打人、抓人，要马上制止。轻轻地把他拉开，告诉他这样做不对。

多玩玩过家家的游戏

合作性的游戏有助于教孩子分工协作，同时，通过角色扮演还能教孩子用语言表达自己的感受。如果他玩游戏的时候生气了，你就鼓励他说出自己的感受："你是这个家里的爸爸，爸爸生气了会说什么呢？"如果他的爸爸是个好榜样，他就会学自己的爸爸生气时那样去处理问题。

俩人玩比仨人玩更好

三个人一起玩，很可能有一个孩子会受冷落，所以，把小朋友的数量限定在两个。事实证明，两个孩子一起玩通常要比三个孩子在一起玩得好，四个孩子一起玩也行，这样他们可以两个两个一起玩。

该夸奖时一定要夸奖

如果孩子和别人分享了自己的玩具，并且和小朋友玩得很好时，一定要称赞他。如果他告诉自己的朋友他非常生气，而没有打人，稍后你要把他叫到一边，告诉孩子他的行为让你很自豪。在制止孩子的攻击行为方面，你很可能会发现夸奖比惩罚更加有效果。

（宝宝中心专业育儿网站供稿）

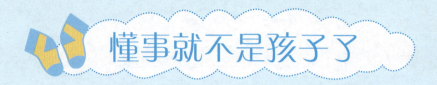

懂事就不是孩子了

　　每个当父母的人，都希望自己的孩子懂事明理，可事实上，太多的孩子都无法做到这一点。其实，在你要求孩子懂事的同时，你是否就懂事了呢？

　　太多的家长，在对待自己父母的时候，尚做不到体贴和懂事。可他们却一再要求自己的孩子懂事，一旦孩子不听话，或者是和他们唱反调，他们便会利用大人的身份去压迫孩子。

　　孩子的世界永远都只有纯真和善良，他们不懂得掩饰，喜欢就是喜欢，不喜欢就是不喜欢。大人所说的懂事，孩子很难理解，他们不明白为什么做自己想做的事情就变成了不懂事。

　　懂事就不是孩子了，作为大人所能做的，就是正确地引导他们，而不是一味地去指责他们，更不是拿自己的孩子和别的孩子作比较。

（朱 云）

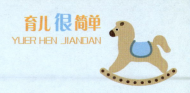
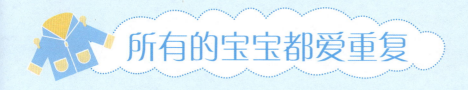

所有的宝宝都爱重复

百分之百的家长都讨厌重复，总讲一个故事有什么意思呢？可是百分之百的宝宝都喜欢重复，因为那是他们学习的最好方式。

反复听同样的内容能帮助他们记住这些信息的时间越来越长。12～18个月的宝宝尤其需要重复来学习和记忆新东西。与此同时宝宝觉得自己能预见到下面的内容，这种成就感会让他很兴奋。

在听过同一本书很多次之后，他就能够记得大多数句子的结尾是什么了。这种能力意味着他能更积极地参与到讲故事的过程中。

家长可能觉得给孩子讲故事只是让他学会更多的词汇，所以，他一旦会了就没必要再重复了。但是，宝宝爱重复的原因其实都是一样的，就是会做某件事后特别高兴。比如一旦他学会拼一种拼图，可能就只是为了享受他的新本领而一遍又一遍地去拼。重复是他提醒自己能做什么事的方式，还能再享受一遍完成任务的乐趣。

爸爸妈妈不妨充分利用宝宝喜欢重复的特性，来缓和睡觉、吃饭和其他过渡期等宝宝常常会本能地产生抵抗心理的时段。因为宝宝如果能预见接下来会发生什么时，会更有控制感，因此也会觉得更加安全和舒服。遵循一套严格的程序能够让事情进展得更为顺利。

举个例子，如果你每天晚上都按照同样的顺序重复一系列事情，比如吃晚饭、洗澡、刷牙、讲故事、上床睡觉，那你的孩子就会轻松地按照这套程序做，甚至可能主动要求这样做。问问你的宝宝："我们下面该做什么了？"你可能会听到他大声喊："洗澡！"

（宝宝中心专业育儿网站供稿）

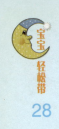

孩子可哄不可骗

宝贝咳嗽，医生给开了三种药。我将药片碾碎，倒进小米粥里，宝贝只喝了一口，就不想喝了。我吼了几句，她"哇哇"地大哭起来。

妈妈哄了哄宝宝，然后端起粥说："我们知道宝贝很难受，所以爸爸把治病的药放到了小米粥里……"我连忙瞪了妻子一眼，怪她把秘密告诉了宝贝，妻子假装没看见，继续说："虽然小米粥有点苦，但总比光吃药好呀！"没想到，宝贝懂事地喝了一口，又喝了一口，眉头紧皱，但还是喝着……

妻子说，其实孩子很聪明，有些事不应该隐瞒，把真相坦率地告诉孩子，反而更有效。

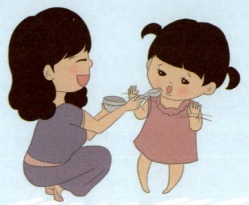

想想真是这样：我小时候，有一天特别想吃苹果，母亲说家里已经没有苹果了。可我知道大衣柜里还藏着好几个呢！于是赌气地每天偷吃两个，后来母亲发现了，告诉我这苹果是留给姥姥的。其实，如果母亲早点说，我也不会去偷吃，相反，可能会"保护"起来，不让别人动。

感悟：坦率地面对孩子吧，他们比我们想象得更聪明、懂事。

（郭雪强）

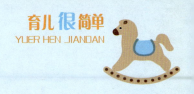

别故意让孩子赢

当孩子能够和你一起玩比赛性游戏的时候，相信80％的家长会想办法让孩子取胜，一方面让孩子体味胜利的感觉，另一方面是怕孩子"失利"后的不依不饶。在你还沾沾自喜于对失败的表演如何真实或不动声色时，我们的专家要泼冷水了——永远也别故意让孩子赢。

千万别小看了你的孩子，即使是上幼儿园的孩子也老练得知道自己什么时候本不该赢却赢了。别以为你是在鼓励孩子，要知道，想办法改变游戏规则而让宝宝赢，会让他觉得"赢"要比"公平"竞赛好，相信这恰恰是你不希望教给他的。

另外，让他尝尝"输"的滋味有助于他学会如何大度地接受比赛结果。

可是，总不能老让孩子输吧！所以，与其费劲地改变游戏规则，不如跟他玩一些他能公平获胜的游戏，这些游戏不需要时间积累或者反复练习的技巧。比如猜数字，孩子会很喜欢玩的一部分原因就在于他和爸爸妈妈赢的可能性是一样的。

你们还可以玩一些需要一起合作而不是竞争的协作性游戏。例如，你俩一起各显其能，看看怎样能让气球在空中停留的时间长，这不仅会教给孩子团队协作的精神，而且还有助于他认识到自己不用"赢"也能完成一些事情。

（宝宝中心专业育儿网站供稿）

孩子不像想象的那么脆弱

　　许多家长第一次离开孩子仅一天，就会满心愧疚，第一天轻松，第二天想孩子，第三天就迫不及待想见到孩子了。孩子在妈妈离开的几天里却出奇地乖。看来是家长的心太重了。

　　是啊，孩子并不像我们想象的那么脆弱，但这不是锻炼出来的，随着孩子逐渐长大，他的适应力和安全感都在增强，这个过程中，妈妈应该放松地陪伴宝贝。目前宝贝还小，对妈妈的离开没有太大的反应，8个月~1岁就开始有分离焦虑了，会对妈妈的离开表现得很伤心，但这也不是倒退。记得在离开时告诉他：妈妈要暂时离开，会很快回来。而不要偷偷消失。

（国际发展研究会　友　童）

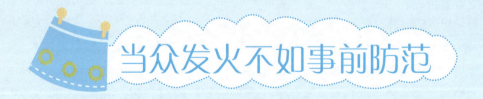

当众发火不如事前防范

　　再低调的人当了父母，也不免会遭遇在公共场合众人瞩目的尴尬。因为你的宝宝一定会不分场合地大哭大闹几场，要是他这次没有躺在地上打滚，你都要谢天谢地了。以下几招对你会有极大的帮助。

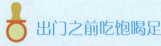

出门之前吃饱喝足

　　孩子肚子饿的时候，更容易情绪失控，所以，应该尽量在孩子吃饱喝足的时候带他外出，身边也要常备小零食。

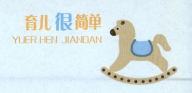

规划一下出行路线

如果你知道孩子肯定会要求在去商场时顺便去宠物店逛一圈，就应该留出这个时间。这样并非对孩子让步，而只是事先想到孩子可能出现的反应，并考虑好各种结果。

一旦爆发尽快离开

当然，想让孩子在公共场合完全不发脾气也是很难的。一旦孩子的脾气爆发，最好赶紧带他离开。要知道严厉呵斥或惩罚都不能让他立刻平静，反而会让你自己更愤怒、更尴尬。赶快离开对大家都好，至少先暂时带他离开哭闹的现场。例如，不要让孩子在牙科诊所的等候室里哭闹不止，可以先带他到大厅去转一圈。

平静以后来个拥抱

一旦孩子情绪平静下来，你要抱抱他，因为情绪失控时，他自己也会很不安。哄哄孩子可不代表改变原则。比如，当你说该离开游乐场时，孩子哭闹起来，哄他让他平静，当他平静下来后，还是得带他回家。

记住，很多孩子在某个年龄段都会发脾气，这并不代表你是一个不称职的家长，只能说明你的孩子还小。不要太在乎别人的眼光，你应该像对待孩子在家里哭闹时一样对待他。

（宝宝中心专业育儿网站供稿）

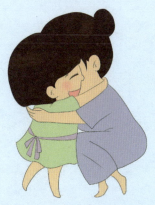

批评孩子要抓大放小

去朋友家串门，她正指着她儿子的作业本而大声斥责她儿子："你看看你，作业写得这么潦草，心飞哪儿去了？跟你说过多少遍了，写作业头要抬起来，不能离书本太近。写作业时要专心，不要一会儿喝水一会儿上厕所的。是不是上课没专心听讲？瞧你这作业错的……"

实在忍不住，我打断了她的话，在哄孩子进屋后，我对她说："我都听不明白你到底要他做什么，好赖给个重点啊！"朋友余怒未消："天天叮咛他的事，老是记不住！"我微笑道："他才8岁，有毛病最正常不过了，你得容他慢慢改，而且要抓大放小，一次只说一个重点问题，纠正一个突出毛病，给孩子一个明确信号，他才能记得去做什么！"

感悟：不讲方法的教育谈不上教育。纠正孩子错误要善于抓大放小，先捡大的关键性问题去解决，再一一突破小问题。一次啰唆一大堆问题，会使孩子无所适从，不仅打击自信心，而且容易制造负面情绪。

（田宏莉）

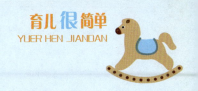

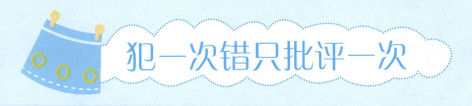

犯一次错只批评一次

"你为什么老这样啊？"这是家长气急败坏时常说的话，但似乎一点效果也没有，这说明，你的批评"超限"了。

心理学上经常引用一个故事，以表达刺激过多、过强和作用时间过久而引起心理极不耐烦或反抗的心理现象，即超限效应。

美国著名作家马克·吐温有一次听牧师演讲。最初，他听着很感动准备捐款。过了10分钟，他有些不耐烦了，决定只捐些零钱。又过了10分钟，牧师还没讲完，他决定1分钱也不捐。到演讲终于结束开始募捐时，马克·吐温由于气愤，不仅未捐钱，还从盘子里拿走了两元钱。

这种超限效应在家庭教育中时常发生，父母经常会一次、两次、三次，甚至四五次重复对孩子的一件事作同样的批评，使孩子从内疚不安到不耐烦最后反感讨厌。被逼急了，还会出现"我偏要这样"的反抗心理和行为。

孩子在受到无休止的重复批评时，就会犯嘀咕："家长怎么老这样对我？"心情就无法复归平静，反抗心理随之高亢起来。所以，家长对孩子的批评应该"犯一次错，只批评一次"。非要再次批评，那也不应简单地重复，要换个说法。

（张 前）

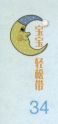

别把孩子的坏习惯挂嘴上

　　儿子上小学二年级，什么东西都喜欢摆弄一番，但一会儿就厌倦了。有次拼图拼到一半就想放弃。我赶紧说："这拼图真好看，整幅图是什么样的呢？我好想看啊！"他看着我期待的眼神，又拼起来，等他全拼完，我大大夸奖了他一番。当孩子做游戏或写作业或做其他事情时，一想半途而废，我就及时给他打气，帮他树立自信心，而当孩子完成了任务后，即刻表扬孩子。我觉得这不失为培养孩子耐心、恒心的小窍门。

　　幼儿和儿童期的孩子自我评价能力还没形成，对家长和老师的依赖性很强。如果父母总是在孩子面前说他没有耐心，不能持之以恒，他就会认为自己确实是没耐心、没恒心，也就会认为自己本来就是这样的人，因此就不愿改变他的习惯。

　　感悟：做家长和老师的，应该把孩子的坏习惯记在心里，不要总是挂在嘴上，只有在恰当的教育时机，再及时帮助纠正孩子的坏习惯，这才是教育的艺术。

（王秀平）

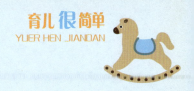

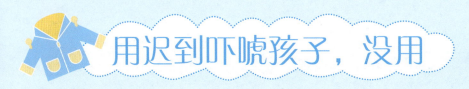

用迟到吓唬孩子，没用

连钟表都不会认的宝宝，怎么会有很好的时间概念？所以，当你不断地用"快迟到了"来催促或者吓唬三五岁的孩子时，我只能遗憾地告诉你，你算是白费口舌了。

想一想，在激烈比赛时，即使平时动作总是慢半拍的人，也能奇迹般地加快速度。所以，与其不断地催孩子快一点儿，不如假想一个竞赛场景——"妈妈是一只猫，现在要和你一起爬到床上去了"，或者说"你能比我还快地穿上外套吗？"你的孩子很可能会为了玩游戏而行动迅速起来。

你还可以用直接告诉他接下来要做什么的方法来推动这个"小磨蹭"。比如："现在咱们穿上鞋，然后就能去公园玩了。"

如果这些方法都没用，那就放弃试图把"小磨蹭"变成速度超人的想法吧！既然对宝宝进行"军事化训练"不可行，你就要转而调整自己的节奏来适应他，甚至可能需要为他的磨蹭留出时间。

如果你知道孩子要三挑四选一番后，才能决定要穿哪套衣服，就要在早上额外留出 15 分钟的准备时间。如果你真的很着急（比如家里的牛奶又没了，而商店马上要关门了），也要若无其事地收拾出门的东西，让他帮帮你。这里面还有一个诀窍：在忙忙叨叨出门的时候，可以用一个童话故事来分散他的注意力。他可能会被你的故事深深吸引，以至于忘了要在出门前挑三拣四，磨磨蹭蹭。当然，你手里的活儿可不能放慢下来，而要不知不觉地引导他一边听着你的故事，一边跟上你行动的节奏。

最后提醒一点，在你不用非得到哪儿去的日子里，不妨放轻松，和孩子一起拖拉一点儿，这样其实对大家都有好处，有张有弛才好树立规矩。

（宝宝中心专业育儿网站供稿）

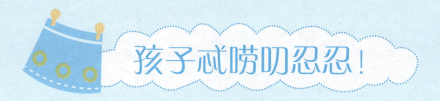

孩子忒唠叨忍忍！

　　女儿 3 岁那年，是我觉得她最唠叨的时候，简直可以与"祥林嫂"一决高下了。她总会跑来问我："妈妈，你在干什么？"而且不是一遍两遍，是十几遍地问。明明我已经回答她了，隔了两秒，她又开始问了，直到我憋不住要发火。

　　她还喜欢将一句话重复说上好多天，好玩的句子她能一天无数遍地反复说，每说一次，还乐得自己猛拍小手。

　　她乐在其中，我却很担忧，这孩子怎么会这么唠叨啊？

　　直到有一天，我发现她突然了解了很多东西，都是我从来没有正经教过她的："这是扫把，妈妈扫地；这是围裙，妈妈做饭；这是钟，叫宝宝起床；这是电脑，爸爸玩游戏……"

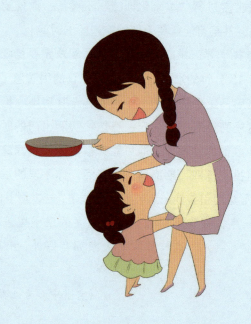

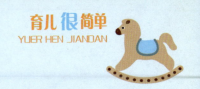

我更惊喜地发现，女儿会自问自答了。每每她跑过来问："妈妈在干什么啊？"不等我回答，她就自己先说了："嗯，妈妈在洗菜菜，要烧饭啦！"

我终于明白，孩子的唠叨，是她学习的一种方式。这只是孩子成长过程中必走的一段路。有时看她安安静静一个人在玩儿，我甚至有些怀念她那么黏着我的日子了。

（盛国英）

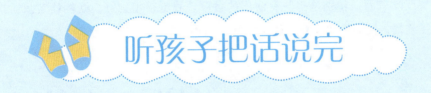

听孩子把话说完

我们批评孩子时爱说"你总是无理取闹"。其实孩子哭闹都是有原因的，倒是大人常常心浮气躁，没来由训孩子一通。

上周末，带3岁的儿子坐车去看朋友。刚上车时儿子还挺开心，渐渐地就嚷着要下车。

估计他是觉得没意思，我赶紧指着车窗外逗他。但儿子还是不依不饶："我就要下车！"

周围的人都在看，我的火一下窜上来，大声训道："你说下车就下车啊，车能随便停吗？"被我一吼，儿子的眼泪已经在眼眶里打转了，一声也不吭。我余怒未了，狠狠地说："好好说话你不听，非得挨了骂才老实。"

平静了没一会儿，儿子突然一呕，吐了一身。我这才慌了神，儿子用小手指了指胸口，怯怯地说："妈妈，我这里不舒服。"我才明白，原来儿子是晕车了，但又不知道怎么表达，所以嚷嚷着要下车。

看着儿子煞白的小脸，我既心疼又愧疚。为什么我不能先弄清楚原因，再想办法解决？孩子心里不委屈，也许就不会那么难受了。

（江苏省宜兴市　石爱娟）

常把"好吗"挂嘴边

　　我经常把"好吗"挂在嘴边。在我准备带宝贝去做任何事情的时候，我总是会问她"你准备好了吗？"这样能给她一个心理准备。

　　虽然我工作很忙，但是我总有各种各样的办法陪女儿。在婉儿很小的时候，我就经常带她去棚里录节目了。我还会经常带婉儿去各种各样的餐厅吃东西，特别是那些有演出的餐厅，我觉得特别好，既能让宝贝享受亲情，又能让她领略各种文化。

（王 芳）

　　国际发展研究会友童点评：凡事先征求孩子的意见，这是妈妈尊重孩子的体现，能树立孩子的自尊意识，也能让他学会如何尊重别人。只是，当孩子进入第一反抗期时，很可能得到的答案都是"不好"，妈妈要有心理准备和应对方案。

　　妈妈虽然工作很忙，但尽可能利用休息时间陪伴孩子，这样对孩子的心理健康很有好处。需要注意的是，孩子6岁以前最需要规律的生活和熟悉的环境，不要过于频繁地变换生活方式。

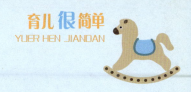

好好和孩子说话

责骂如刀，字字锥心

孩子总是乱放东西，不好好吃饭，怎么办？下班回家，很累了，可孩子作业做得特慢，怎么办？孩子就爱玩电脑，还迷上了游戏，怎么办？

是不是也像全球儿童安全组织"关爱儿童，拒绝语言暴力"座谈会现场有位妈妈回答的那样——心情好时还能跟孩子好好讲道理，说妈妈累了，能不能快把作业做完呢？要是说几遍孩子都不听，恐怕就没好脸了。

知道家长不给好脸，孩子是怎么想的呢？"觉得自己好委屈……很无助……好想快长大。"

坐在地上，和孩子一样高，看着对面一个陌生人用手指着你，严肃地盯着你，你就会知道，当你对孩子发脾气时，他是什么感觉了。

这是宗春山在现场做的一个小实验，短短几分钟，却让一位参与实验的家长流下了眼泪，懊悔地说道："我也这样对过孩子，自己都不忍心了"。

人们常说"好了伤疤忘了痛"，其实并非如此。美国儿科协会2012年8月发布于《儿科》杂志上的最新临床报告发现，虽然未必有瘀伤或骨折，但心理虐待可能会给孩子带来一生的印记，并导致严重的情绪困扰。

全球儿童安全组织崔民彦说："就像文身一样，刻在孩子身上，一辈子都抹不去。"

不理不睬，更伤孩子

那好吧，生气忍不住要骂人时背过身去，不理孩子总可以了吧？

不！冷漠其实更伤人。

一起来听听实验家长们的感受吧。

她们说："觉得好孤单……好想求求妈妈转过来看看我……我觉得

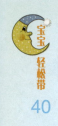

这比骂我还难受。"

现场，有家长提出了质疑："可我发现，孩子不听话时，讲道理就是不如发脾气管用。"

宗春山答：如果你手上有个锤子，你看什么都是钉子，都想上去敲两下。快餐式指责是最便捷的处理办法，人都是有惰性的。不要以为你是无计可施了才发脾气，想想，如果那个人不是你的孩子，而是你的父亲，你还会发脾气吗？显然不会，因为你不敢。孩子是弱者，需要关爱和尊重。只要静下来想，有的是办法。

崔民彦说："孩子是洋葱，需要一层层往里剥。"孩子的行为一再不改，一定有背后原因，要找到深层原因，釜底抽薪才能最终解决问题。

时刻觉察及时道歉

做个不发脾气的家长，好难。真要赶上老板骂、老婆烦、老师告、孩子闹的时候，谁还能有好脸？

宗春山说："关键是要时刻觉察自己。"比如一些看似平常的词汇"总是"、"又"其实都是一种负面的标签，就像两口子吵架听到这种词儿一下就会起急一样，孩子也会很反感。

一旦对孩子说了不该说的话，事后一定要及时道歉，和孩子好好沟通。宗春山还建议，当老师批评孩子并向家长告状时，家长应该站在孩子这一边。

因为很有可能，老师的批评只是教育观念不一样所致，并非孩子真的有错。这个时候，既不能一味要求老师像家长一样对待孩子，也不应该一味地要求孩子改变去迎合对方，而应该尝试去和老师有效沟通。站在老师的角度，娓娓而谈，不给老师造成"护犊子"的印象，避免引起老师的反感。

宗春山说，如果孩子被老师批评了，又得不到家长的支持，就会有强烈的孤独无助甚至是被遗弃的感觉。

对于孩子来说，家就是他的第二个子宫。只有在子宫里，孩子才是最安全的。实验室的猴子之所以愿意抱着毛巾被，是因为毛巾被最像妈妈的皮肤。父母的爱就应该像毛巾被一样温暖、柔软、包容和接纳。

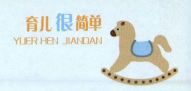

 ## 你可以这样对孩子说

每家问题不一样，具体技巧要自己摸索。比如家长问：我家孩子吃饭慢，在学校还行，在家一顿饭得吃一小时，怎么办？

宗春山：那就给她规定吃饭时间。比如告诉她，吃太慢饭菜凉了容易吃坏肚子，咱们就吃半小时。半小时到了，还没吃完，就把碗筷收起来。不要因为担心孩子没吃饱而影响身体，她饿了自然会吃，会知道该在规定时间内吃完。

家长问：吃饭前要洗手，我家孩子怎么说都不听，很恼火。

宗春山：如果已告诉孩子饭前洗手的重要性，他还不听，不妨先不管他，大人做好示范，洗完手该吃饭吃饭，同时告诉他，你没洗手所以不许吃饭，等你把手洗了再热给你吃。

除此，全球儿童安全组织建议，生活中你可以多尝试以下话语：只要今天比昨天进步就好；站在其他同学的角度想想这个问题；孩子，你一点也不笨，有自己的特点；游戏可以玩，但不能沉迷其中；你大胆去尝试一下不是更好吗……

（余易安）

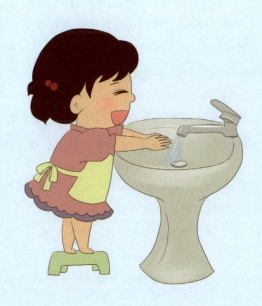

孩子不该被骂大

如果你的孩子考试成绩不好，老师和家长都可能恼火，如果批评孩子用语不当，就会伤害到孩子。

比较极端的一个例子发生在 2012 年 8 月，从北京大兴区一个居民楼上跳下了一个 12 岁的女孩，后经抢救无效不幸身亡。据了解，女孩是自杀，因为当晚被父亲责骂，还挨了两个耳光，和家人怄气，于是选择了轻生。

其实，语言暴力在生活中常出现，比如说孩子"你真笨"等。在成人说出这些话时，有时是生气时刻意的，而更多的是不经意的，但给孩子留下的可能是抹不去的心灵印记。

长期生活在暴力语言环境中，对孩子心灵的伤害积累多了后，就有可能影响其健康成长。美国儿科学会 2012 年 7 月的《儿科》杂志指出：心理或情绪虐待可能是最具普遍形式的对儿童的虐待与忽视。

该如何面对孩子的不足呢？我认为，在指出孩子的不足之处时，要十分准确地告诉他不足之处在哪里，而不是笼统地用"笨"、"差"等词，因为这些词并不能帮助他改进，所以应告诉他问题在哪里，该怎样解决。

例如，如果孩子的英文不是很好，就应该问他"你在学英文时，碰到的最大的问题是什么？"而不是说"你好笨，别人家的孩子英文考得这么好，你为什么不行？"

同时，家长要细心地观察到自己孩子的长处，而不要总盯着孩子的不足之处。通过赞扬他的长处，来鼓励他把短处也积极改进。

相关阅读：尝试一些正面表达：只要今天比昨天进步就好；站在其他同学的角度想想这个问题；我很欣赏你在某方面的才能；我们找个锻炼细心的事情做一做吧；你大胆去尝试一下不是很好吗？跌倒了，要自己爬起来。

（全球儿童安全组织中国区首席代表和执行总监　崔民彦）

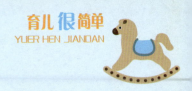
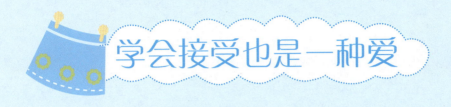

学会接受也是一种爱

一天我回到家，看到女儿踮着脚尖在水池边玩水，全身湿漉漉的。看我回来，她忙拿着手绢朝向我并摇晃："妈妈，我在洗手绢。"我拉她过来："我看你是在玩吧，看身上都弄湿了。"女儿撅起小嘴。

过了两天，带女儿回娘家。母亲说起最近腿痛，女儿忙跑过来，照着外婆的腿一通乱捏："外婆，我给你按摩。"我刚想批评她捣乱，母亲却一把搂住女儿："小宇知道心疼外婆了。小宇一按就不痛了。"听外婆这样说，女儿高兴得直乐。

我埋怨母亲太纵容孩子了。母亲向我解释，女儿因为心中有爱，才想尽力帮助大人做事。也许有时她会帮倒忙，但她的初衷是好的，要表扬而不该批评。我回想起那天女儿洗手帕的事，她也是想得到我的表扬吧，没想到我却把她批评了一顿。我的脸悄悄红了。

晚上我在厨房做饭。客厅里手机响了，我刚想去拿，女儿却拿着手机慌慌张张跑来了，一不小心，手机摔到地上。女儿愣住了，结结巴巴地说："妈妈，我不是故意的。"

要是平时，我早就生气了，可这次，我只是微笑着看着女儿说："没事，小宇想帮妈妈拿手机是对的，不过做什么事，都不能慌张哦！"女儿一听这话，开心地笑了："妈妈真好！"

感悟：瞧，我在接受女儿的爱时，也传递了我对女儿的爱，这不是一举两得吗？

(河南省南阳市 张 珂)

多对孩子说"拜托"

女儿12岁，衣来伸手，饭来张口，娇惯得很。平时，让她帮忙洗个碗，总是各种理由拒绝。

那天，我一人在厨房忙，有些手忙脚乱，就冲着客厅大喊："懒妞，拜托一下，帮妈妈洗个菜！"女儿咯咯地笑着跑过来："妈妈，你说什么？为什么对我说拜托？"

我故意装作郑重其事的样子说："拜托，就是恳请'您'帮忙做某事的意思。"我故意把"您"字说得很重。女儿乐了："好吧，洗菜的事，包我身上了。不过以后不许再叫我'懒妞'！"

一会儿，女儿就把菜洗好了。我在她的小脸蛋上亲了一口："妞妞长大了，能帮妈妈做事了！你看这菜，洗得多干净！"女儿一脸得意。看来，"拜托"这个词很好用。

从那以后，每次让女儿做事，我都诚恳地说声"拜托"。只要我一声"拜托"，女儿就乐颠颠地领了任务，像模像样地做起来。小丫头变勤快了，我喜在心上。

一天，我午觉醒来，开了卫生间的门，发现女儿正忙得不亦乐乎。她围了个大围裙，戴着大手套，正在刷洗手池，俨然一个小"家庭主妇"。女儿额头上沁着细密的汗，小眼镜滑到鼻尖上，脸也红成了苹果，看上去真卖力。她见了我说："妈妈，你看我刷得干净吗？"我赶紧夸她做得好。

我用毛巾把女儿头上的汗擦去，又把她的小眼镜扶到鼻梁上，点了点她的鼻尖说："这次，怎么没用妈妈'拜托'呀？"女儿扬起脸，无比自豪地说："我长大啦！"

感悟：孩子真长大了！她在做事的同时，也学会了如何去爱这个家。改变态度，对孩子多说"拜托"，会让他感到被尊重和被重视，比训斥或命令效果要好得多。

（河北省保定市　马亚伟）

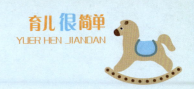
孩子心里不藏事儿

"孩子心里不藏事儿"，这句中国老话也适用于外国的宝宝。美国《父母》杂志特邀儿童专家来帮助父母们更好地理解孩子们的几种常见行为。因为虽然孩子藏不住事儿，但是他们的表达方式有时会让爸爸妈妈们摸不着头脑。

行为一：他不看你的眼睛

他想说："我感到不好意思。"孩子做了错事，意识到你可能会生气，于是不敢面对你。

妈妈回应：用简短的语言表达你的看法，如"我们不撕书"，然后告诉他该怎么做，将书平整放好，给他一个拥抱，让他知道人都会犯错，重要的是如何弥补。

行为二：和所有毛绒玩具一起睡觉

他想说："我害怕。"孩子也会做噩梦，有玩具在身边，他们会更有安全感。

妈妈回应：与其否认孩子认为的可怕情景，不如让他自己选择如何睡觉，搂着毛绒玩具、两本他喜爱的书籍，让孩子感到周围环境的舒适。

行为三：见到陌生人用衣服蒙住头

他想说："我感到焦虑。"孩子还可能咬衣角或者低头看地板。

妈妈回应：孩子通常会效仿家长，所以你应该首先对别人友好，使气氛活跃，让孩子感到有安全感。

行为四：乱扔食物、破坏玩具、拳打脚踢

他想说："我感到无聊。""我很累。"

妈妈回应：和他一起玩，或者换个环境。如果孩子只是想引起你的注意，告诉他这不是最好的方式，然后再一起做些有趣的事。

行为五：吃东西前乱发脾气

他想说："我现在就要吃。"也包括需要其他物品时，不马上得到

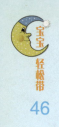

就会闹情绪。

妈妈回应：控制节奏，不要马上满足他，冷静陈述满足他要求的过程：我在开冰箱，在洗水果，在切水果……这也可以培养孩子的耐性。

（梁　静　编译）

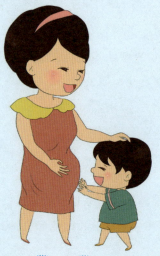

任性是大人"培养"的

"妈妈今天中午有事，不回家吃饭了，宝宝在家要乖……"同事小张在给女儿打电话。但话还未说完，便被电话那边的哭声打断。

小张忙不迭地又说："不哭不哭，那妈妈中午什么也不干，就回家陪宝宝好不好？"那边的哭声停止，孩子破涕为笑。这边的小张也"嘿嘿"笑了。

唉，也不知这小张中午是真有事还是假有事，若没什么事，何苦来这么一出？若有事，难道就因为孩子哭了两声就缴械投降？

有时在街上看到孩子哭着要赖，弄得家长既尴尬又无可奈何，真替他们着急，当时总不明白，这孩子怎么这么任性？满大街哭闹甚至打滚让家长下不来台。现在想想，也许正是大人一手"培养"了孩子的任性啊！

（王艳梅）

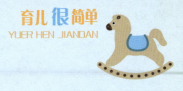
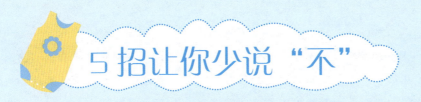

5招让你少说"不"

孩子经常对"不"充耳不闻，尤其是三四岁时，要么你说了10遍他才有反应，要么没等他有反应你先抓狂了。甚至很多时候，他对"不"后面的动词印象更深，你说不要动，他会变本加厉地动；你说不要玩电器，他会应声把小手伸向电源插孔……其实，除了"不"，你还有很多有效办法阻止他。

把"不"改成建议

把你的要求用肯定的形式说出来，孩子更可能用肯定的态度来回应。例如，不要冲孩子大叫："不行！不能在客厅里扔球！"试试说："咱们到外边去玩球吧！"如果你非得让孩子立刻行动以保证他的安全，与其说"不要上灶台"，不如用一种更直接的方式警告他，如"快下来！""危险！"或者"烫！"

提供多种选择

当孩子想在饭前吃块糖时，不要直截了当地拒绝，而要给他提供一个吃葡萄还是苹果的选择，或者让他有饭后选择吃哪种糖的权利。如果孩子总是坚持穿完全不合时宜的衣服（例如冬天穿泳装），那你就每天早晨让他从两套合适的衣服中挑选一套。

转移孩子注意力

三四岁的孩子注意力很容易转移。当孩子看上了商店里的一个精致小雕像时，要赶紧指给他看对面过道的镜子是怎么反光的，或者提个问题："你午饭想吃什么？"也可以拿出玩具或零食给孩子（这也是为什么带孩子出门要背上个装备齐全的大包的原因之一），同时离那件诱惑物远点。

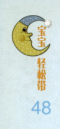

 ### 避开说"不"的环境

未雨绸缪能让你少说好多的"不",比如,不要把危险或贵重的物品放在孩子能拿到的地方;选择能让孩子自由活动的地方玩(像运动场或公园),而不要带他到电器店或装满了收藏品的长辈家去。当然,你没法避免所有你必须对孩子说"不"的环境,但如果尽量少去,你和孩子都会感到生活轻松了很多,并且你也能有更多的机会对孩子说"行"。

 ### 放过孩子的小错误

生活中你会有很多有意义的时刻来教育孩子,记住做父母的箴言:择机而战。要是孩子在小水坑踩水,而你们反正也正要回家就可以洗澡了,干吗不让他继续玩呢?要是孩子想穿着舞蹈服躺在床上,那也没什么害处。让孩子去尽情冒险、探索和快乐吧!只要孩子安全,你就不必非得说"不",那就顺其自然吧!

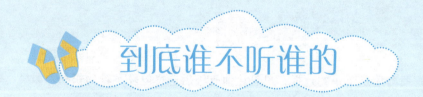

到底谁不听谁的

"你到底有没有在听我说话?"这是我经常说儿子的一句话,但有时候我在反省:"自己到底有没有在听孩子说话?"

儿子不喜欢喝牛奶了,我们都有点着急,小孩子哪能不喝奶呢?每天早上上幼儿园前,我都好说歹说,一定让他喝点牛奶再出发。有一天他被逼急了,说晚上喝,还好,晚上他还算遵守约定,喝了一大杯牛奶。

今天早上他又说晚上再喝奶,想想上次的优良表现,我答应了。可奶奶疼孙心切,捧着一杯奶,拦着要出门的儿子非让喝一口,儿子不干了,大哭大闹,满地撒泼。

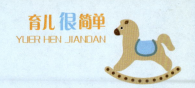

最后，我拉着哭哭啼啼的儿子出了门，身后传来奶奶的念叨："你不喝就好好说嘛，闹什么？"

事后回想，这事怨不得儿子，人家已经说了晚上喝，我也答应了。之所以最后哭闹，是因为我们没有遵守自己的诺言。我们批评他不好好说话，其实儿子好好说的时候，大人没有听，把他逼得不懂事了。

（刘依玲）

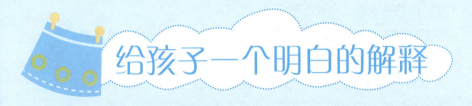

给孩子一个明白的解释

小时候家里有条不成文的规矩：不满 12 岁的孩子，炖鸡时不准吃母鸡肚子里那些没见天的鸡蛋，尤其是女孩子。小小的我因此有了被歧视感，还会因为这个偷偷落泪。尤其是母亲提起她也曾被这样对待，也很不情愿。

长大后一个吃素的朋友提醒我：母鸡肚子里没成形的鸡蛋，没准就是未来的小鸡仔啊！我恍然大悟，原来这是祖上希望后辈远离杀生，却又没有给出解释，使我产生了那种被歧视感。

孩子不准吃，孩子不准玩……在传统文化里，这样的保护无处不在，在没弄清楚其中的缘由之前，我们都没有默认或否定的权利。再联想到现在，好多家长对孩子的保护，不都缺少一些必要的解释吗？

看到一些不适宜的电视镜头时，妈妈总要捂住孩子的眼睛不让他们看。出发点是好的，可是如果少了解释，孩子长大后很可能因为好奇而照着做。如果没了这些解释，你的好心非但不会被理解，还会让孩子心生怨恨。

（四川省成都市　徐安安）

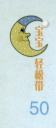

别中了孩子的小圈套

　　马上就要睡觉了，三猪提出无理要求，想吃糖，还是特黏牙的那种糖，我和猪爸都不答应，跟他讲道理：睡觉前吃糖对牙不好，即使刷牙也刷不干净，都黏在上面，会长虫牙。

　　我们怕"虫"长到牙上，未意识到"馋虫"正在他脑子里乱爬，达不成愿望的他很气恼，但是又拿大人没有办法。

　　看我俩谁都不理会他的"合理"要求，他突然爬上大餐桌，跳起来使劲推了上面的吊灯一下。那个有9个灯头的大吊灯被他推得摇晃起来。然后他挑衅地站在桌子上，看看猪爸，又看看我。

　　他以前就推过吊灯玩，我和他讲过那个不能玩，他知道。显然这一次他是诚心地要用这种行为来显示他的气愤，挑战我们的权威。

　　我和猪爸看看灯，看看他，彼此对了个眼神，都作若无其事状，猪爸继续在电脑前面奋战，我继续收拾厨房。

　　三猪在桌子上站了一会儿，看我俩什么反应也没有，甚是无趣。最后自己爬下桌子，回卧室睡觉去了。

　　表扬孩子好的行为，忽视他的恶劣行径，这是我一向崇尚的育儿方法，孩子在气恼的情况下想激怒父母，这时候忽视他是最好的办法。

　　被他激怒了，就是被他的行为控制了，鸡飞狗跳一场，既解决不了他的问题，还让他找到了对付家长的办法。

　　三猪后来即使生气也不再去推灯了，因为他试过了，不起作用。

（美国宾夕法尼亚州　蔡真妮）

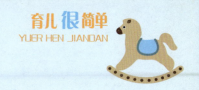

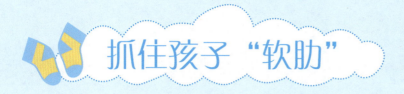

抓住孩子"软肋"

　　听电台轻松调频的一档节目，主持人说，美国的妈妈能很轻松地抓住孩子的"软肋"并用幽默的语言表达出来——"你再不写作业，我就把自己打扮成火鸡的样子，到你们班上去大声说'我是某某的妈妈'。"

　　天啊，对孩子来说，这是一件多么可怕的事情啊！相比较之下，中国的妈妈要么是板起脸来说"是不是皮痒了？"要么毫无原则地贿赂孩子："写完作业就买巧克力。"

　　想起来挺有意思，美国孩子最怕父母给他丢脸，而在中国，是父母最怕孩子给自己丢脸，于是不甘示弱地逼着孩子去当"全能冠军"，给自己"挣脸"。

　　我们不妨学学美国妈妈的幽默，善于抓住孩子的"软肋"，不要用强势的力气去征服，而是用心观察，是健康的、幽默的，让孩子长大后回想起来时也会发笑，而不是满心怨恨。这是一种从心灵上真正做到"平视角"的风趣。

（戴志悦）

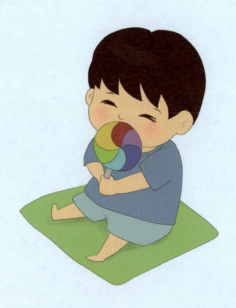

10 招应对小性子

小孩耍脾气常令父母颇为头疼，美国《父母》杂志提供了简单实用的小建议。

置之不理

如同一个人溺水时你不能教他如何游泳一样，孩子发脾气时也不要试图让他平静下来，这往往会让事态更加糟糕。先不管他，让他自己渐渐安静下来，再进行沟通。

给予空间

有时孩子也需要发泄一下，那就顺其自然。将不痛快表达出来，他自然会回归平静，而不要和孩子一起呐喊。

分散注意

如果发现孩子情绪突变，把握好时机分散他的注意力，拿出他感兴趣的玩具或喜爱的食物，他会很快忘掉刚才的不快。

找到原因

当孩子衣服不适、口渴或者想要某个玩具时，在无法用语言表达的情况下，就可能用极端的情绪表现出来，培养与孩子的默契，用手语等肢体语言与之交流，找到原因所在，孩子的情绪自然由阴转晴。

一个拥抱

拥抱可以给孩子安全感。有时孩子发脾气只是想引起你的注意，当他在你的拥抱中感受到了关心和重视时，自然就会安静下来。

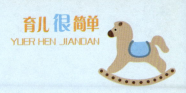

 吃点东西

疲惫和饥饿也可能造成孩子的情绪不稳定。饭前或睡前更容易因此发作，所以，适时给孩子些食物或水。

 物质刺激

在某些正式场合或公共场所长时间停留，确实是对孩子耐性的一种考验，此时，不妨给孩子一个小小的动力，答应他如果他很乖就让他吃好吃的。

 冷静对话

如果你忍不住发火，只会令你们的对峙升级。冷静地教导孩子，让他感受到发脾气对你来说毫无用处。

 一笑了之

不要中了孩子的圈套，你的生气、难过、认输以及满足他的要求都会让他感觉这一招很有效。控制自己的情绪，泰然自若，孩子也会从心底里尊敬你。

 转移地点

将孩子从引起他们哭闹的地点抱走，如糖果店、玩具店等，吸引孩子的物件不在眼前了，他们的欲望也就会消失了。

（梁 静 编译）

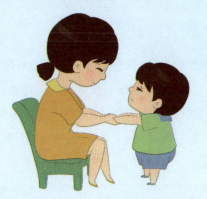

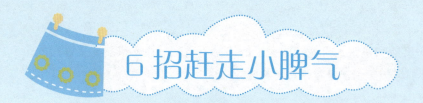

6 招赶走小脾气

"小脾气"是指发脾气的那个家伙没准还叼着奶瓶呢，其实他发起火的威力，还真是让爸爸妈妈们毫无招架之力。好在民间的智慧是无穷的，看看来自宝宝中心的美国版"妈妈帮妈妈"，相信下回当你面对那个"小火球"的时候，应该不是只会和他一起大吼大叫了。

绕着房子跑几圈

美国亚特兰大州本的妈妈：我的孩子非常好动，如果他发脾气了，我就知道他最需要的是出去玩，或者绕着房子跑几分钟。这时我会停下手中的活儿，告诉他该"出去撒欢"了。撒了欢，总能让他高兴起来。

静静倾听就很好

美国伯克利诺亚的妈妈：孩子生气，我们常会急火火地找解决办法，其实停下手中所有的事陪着他，问问哪里出了问题，通常更有帮助。如果他不愿意马上谈，我就会陪他玩。

把她做成张"比萨"

美国伯林顿海泽尔的爸爸：女儿不高兴时，我常用这一招："好啦！该把你做成比萨了。"然后抱起她，像揉面团一样揉，让她发痒，还会在她身上撒些假想的奶酪、香肠等，这是另一个咯吱她的好机会！最后把她"扑通"一下放进"烤箱"（沙发），很快她的坏情绪就烟消云散了。

"洗"掉她的臭脾气

美国康涅狄格州夏洛特的妈妈：有一天女儿发脾气时，我突然想到一个"洗车"的办法。我让她先按一个看不见的按钮，进入"情绪清洗程序"，然后抱着她转几圈，发出各种怪声。"洗"好后，她乐得都站不住了。

把坏情绪吹到窗外

美国马萨诸塞州丽丽的妈妈：开车时孩子最容易发脾气、不开心。我会一路上都开着车窗，哪怕寒冬腊月，这样能把坏情绪从自己体内吹出去。之后她总感觉好多了，我也是！

找点事情来夸他

美国旧金山克洛伊的妈妈：每当克洛伊哭闹的时候，我都尽量找些事来称赞她，哪怕只是她用来平静自己的举动，比如自己拿纸巾或深呼吸等。我夸她的时候，她就会忍不住笑起来。

（宝宝中心专业育儿网站供稿）

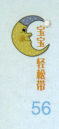

别陷入跟孩子的拉锯战

宝宝开始像模像样地反抗你了，面对那个跟你一来一回大打拉锯战的小家伙时，相信大多数的父母很难理智地感到欣慰——啊，我的孩子长大了啊！他们更多地是表现得气急败坏，抓紧使用家长的权威来镇压这种反抗。

专家只能遗憾地告诉你，和孩子在嘴上争个你赢我输，对你实在没有什么好处，因为他以后还会反抗你，还会磨磨蹭蹭、不理你、和你争辩。3岁之前的孩子反抗父母，是因为他正高兴自己当家作主的时候被抓住了；而3岁之后，他要表达的意思就很明确了——我不喜欢你的规矩。总之，他想拥有一些控制力。你越是跟他拉锯，越不高兴，他越觉得自己本事大。

关键是你要在不妥协的情况下，给宝宝些权力。做家长的要灵活些，让他来决定一些适合他的事情，比如穿什么衣服，跟谁玩等。尽量让他有所选择："你想吃油菜，还是胡萝卜？"底限是，不能让宝宝自己选择的时候，你一定要态度坚定，不要用任何商量的语气——"好吗"、"行不"……而是"你必须戴上头盔，否则别骑脚踏车。"

另外，宝宝都喜欢正面鼓励，所以多用你的奖励贴纸好了。比方说，尽管你告诉过孩子很多遍一上床就不许下来了，但他还是每天晚上躺下又起来。这时候，不要因为他下床而惩罚他，相反，只要他晚上待在床上，就奖励他一张贴纸。如果他一周都能这样坚持下来，就奖励他一个小玩具或带他到公园去玩。

（宝宝中心专业育儿网站供稿）

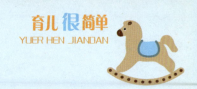

别跟孩子气较劲

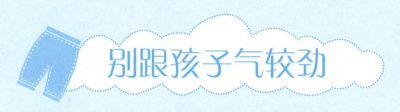

一个朋友在给我的电子邮件中这样说："那天我带女儿去动物园玩，看到一匹狼，我告诉她那是狼，女儿却说是狗，我一次次告诉她是狼，她一次次坚持说那就是狗，弄得我几乎都崩溃了。我后来拿出家长作风说，大人说是狼肯定不会错的，记住那是狼！结果她大哭起来，直到我说，好好好，是狗是狗行了吧？她才起身被我拉走了。"我在回复中说："对于这种孩子气，你没必要跟她较劲。"

孩子之所以是孩子，不仅在于他们有太多的知识还没来得及学到手，而且在于他们还没来得及建立起可以与大人对等交流的成熟心理，有时表现出来的就是会让大人感到不可理解的"孩子气"。

对这种孩子气，抱着欣赏的态度去对待就行了。就是不值得欣赏的，也不需要跟他较劲。女儿硬是要把狼说成狗，你只要拍拍她的头，望着她笑笑就行了。或者可以说一句："好了，等你长大了，你自然什么都会懂的。"

"孩子气"最宝贵的，就是他们的那种敢于表现自己和敢于坚持自己的心灵状态。这种心灵状态是需要呵护的。

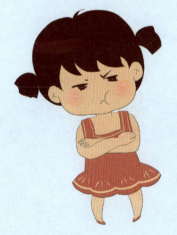

感悟：当孩子还处在常常发孩子脾气的年龄段时，父母更需要在孩子面前表现得富有童心，更需要跟孩子融洽且快乐地相处。只有这样，父母与孩子才能建立起平等无拘的交流平台，为以后的家庭教育打下牢固的基础。

（陈大超）

小心孩子的糖衣炮弹

　　游乐场里遇到一对母子，孩子玩一轮过后不过瘾，要求再玩。妈妈不同意，儿子软磨硬泡，妈妈依然不答应，儿子开始央求："好妈妈，再让我玩一次吧，你是世界上最好的妈妈了，我最喜欢你了，谁的妈妈也没有我妈妈好。"

　　我心里暗笑——妈妈要输！果然，妈妈笑着点了一下男孩的脑门，同意他再玩。

　　这样的情况，家里有孩子的人都应该体会过。我的儿子也是如此，只要他想要什么东西，要不到，便会拼了命地对我"美言"。我常常会忍不住答应他的要求。他甚至对外婆说："只要我一叫好妈妈，我妈妈就什么都能答应我。"

　　他的这句话，让我不由心里一阵紧。都说"孩子是自己的好"，对于孩子的甜言蜜语，家长更是听着动听，觉得孩子聪明伶俐，种种原则瞬间化为乌有。结果在我们一次次被孩子的糖衣炮弹俘虏后，便慢慢宠坏了孩子，甚至害了他们。

　　　　　　　　　　　　　　　　　　　　　　　（赵文静）

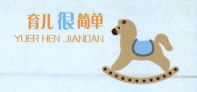

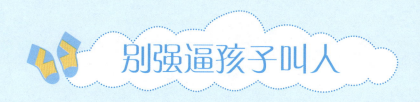

别强逼孩子叫人

下班回家遇上了同单元刚下幼儿班的小安安，他妈妈非要让他叫声伯伯好。孩子盯着我就是不出声。他妈妈急了，问他为什么不叫？他说不想叫。我一看说算了，就别逼孩子了。转身上楼梯时，身后还传来了孩子妈妈的斥责声："你真没礼貌，幼儿园是怎么上的？"

我心里也不舒服，感觉自己有点对不起这孩子似的，如果没有遇上我，孩子妈妈也许就不会因此而责怪他了。

其实，孩子喜不喜欢叫人，我想应该是有多方面的因素。首先，孩子的性格和胆量不同，外向型孩子或许好一些；再者，是个习惯问题，平时都不喜欢叫人的孩子，他怎么可能开口？最后，就是孩子的心情了。你想，一天到晚要在幼儿园里待将近十多个小时，孩子肯定想快点回家，玩自己心爱的玩具，哪还有什么心情叫人？

感悟：小孩子叫不叫人，完全取决于他自己。家长与其跟孩子当着旁人的面较劲，不如自己做好表率，见人先主动打招呼，再正式地介绍孩子和对方，而不是一上来就强迫孩子。

（浙江省衢州市　吕 平）

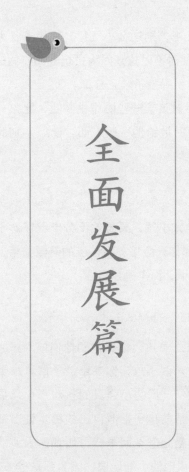

全面发展篇

让孩子大方起来

"让小朋友玩会儿吧，别这么小气！"等孩子长大了，你可能会无数次重复这样的话，还要时不时拉开因为抢玩具而打做一团的小家伙们。

以下办法有助于你引导孩子学会分享。

从一起玩游戏开始教孩子一些协作性游戏，比如一起玩拼图，一起玩皮球。你还可以时不时地给他一些东西，比如特别的零食、小贴画等去和小朋友们分享。

不要惩罚他的小气

如果你对孩子说他太小气，要是他不分享就迁怒于他，或者强迫他把喜欢的东西给别人，那你只会培养出孩子的怨恨情绪，而不是慷慨大方。鼓励分享要从正面去强调，而不是斥责。

鼓励孩子表达想法

如果孩子为玩具发生争执，你要帮助他们搞清楚到底是怎么回事。如果是某个小伙伴拿着东西不放，你要给孩子解释那个小家伙可能是怎么想的。比如你告诉他："因为小强真的喜欢那个玩具，他现在不想让别人玩。"另外，也要帮助孩子把他自己的感觉说出来。如果他没有表现得特别大方，要问问他是怎么回事。可能那是因为幼儿园的火车玩具不够玩，或者他特别喜欢他的小熊玩偶，因为那是爷爷送的礼物。

用计时器来帮帮忙

如果你的孩子死死地拽着小伙伴想要的玩具卡车不放，他心里可能想的是："这个东西要么归我，要么归他。"他可能根本就没有分享卡

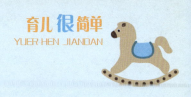

车玩具的概念。你可以鼓励他们轮流玩,不妨用一个到点会响的计时器,说好每个人每次玩的时间,让他明白分享并不是把东西给别人。

 ## 不一定要分享全部

在小朋友来家里玩之前,问问孩子有没有什么东西是他不愿意分享的,帮他把那些玩具收起来。然后让他想想哪些东西是他觉得和小伙伴一起玩很好玩的,比如玩具步话机、橡皮泥、积木等。这样会让他在小伙伴到来后心里有个分享的概念,也可以让来的小客人带一两个他自己的玩具。

(宝宝中心专业育儿网站供稿)

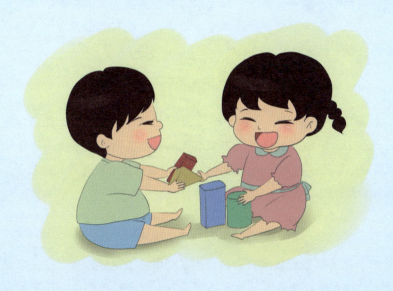

培养一位小绅士

想让两三岁的孩子举止有礼貌，就像从石头里挤出水来那么难。这么大的孩子语言能力还在发育，他很难做到又礼貌又正确地表达自己的想法。如果你因为他的不懂礼貌而大发雷霆完全是白费劲。从下面这些办法做起，慢慢你就会收获一位彬彬有礼的小绅士或小淑女。

俯下身直视孩子双眼

美国心理学家杰里·维考夫提到，父母只要求孩子尊重自己，却不懂得以同样的方式尊重孩子。孩子因为怕你而表面上的尊敬，其实是种畏惧。家长应该俯下身，直视孩子的双眼，让他知道你愿意听他说话。这是教会孩子认真听你话的最好办法。

别被孩子的挑衅激怒

如果你的孩子叫你"大笨蛋"，不要生气（你是大人，知道自己不是大笨蛋）。记住，如果孩子想引起你的注意，他就能干出所有让你生气的事来。你要平静而坚决地告诉他："咱家里可不能有骂人的孩子。"然后教会他礼貌地表达要求。

容忍孩子的不同意见

如果孩子总是能高高兴兴按我们说的做，生活轻松多了——可这并不是人类的本性。所以，当孩子不听话时，你要让他明白，用不礼貌的方式表达要求得不到好的效果。如："你从来不带我去公园，妈妈坏。"

你该教孩子用积极的方式提要求，如："咱们去商店买完东西以后能去公园吗？"

随着孩子语言能力逐渐成熟，他就能礼貌地提要求了。

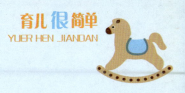

让孩子知道你的底线

美国教育专家简·内尔森认为，教孩子懂礼貌的最好方法就是在管教中既和蔼又严厉。和蔼是表现对孩子的尊重，严厉是指要有原则。比如孩子在超市里哭闹，你该心平气和但果断地把他带出超市，直到他安静下来。然后再平静地对他说："现在咱们再进去买东西。"孩子就能明白：自己再哭再闹，妈妈也必须买完东西才能带自己回家。

具体表扬孩子的礼貌

鼓励孩子的礼貌行为，而且不要只说"好孩子！"要具体地说："你刚才要糖吃的时候说了'请'，真是个好孩子！"

（宝宝中心专业育儿网站供稿）

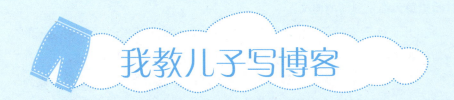

我教儿子写博客

儿子上五年级了，数学和英语都不错，就是语文不好，每次考试70多分，尤其是作文，每次只有干巴巴几句话，30分的作文每次只得十几分，让我犯愁。

一天，我在电脑前玩博客，把新写的博文发上博客，再看博友们的跟帖和点评，然后再回访。儿子在旁边看着，露出羡慕的神色，试探着问我，可不可以给他也建一个博客？

给儿子建个博客？好主意！马上行动，先帮他设置喜欢的版式、音乐，然后，教他如何把文章发上去，又如何给博友点评。儿子很高兴，马上把自己认为写得还可以的一篇作文打出来，在博客发表了。

儿子走后，我立刻到他的博客点评，以鼓励为主。然后，我又给自

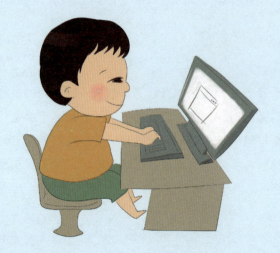

己熟悉的博友群发了纸条，让他们帮忙去儿子的博客鼓励鼓励。

第二天下班回来，儿子高兴地把我拉到电脑前，让我看他的博客。原来，我的那些博友都到他的博客进行了跟帖，有的还夸儿子博文写得好，希望每天都见到新的博文。

儿子这下来劲了，他拿出刚写好的一篇作文让我修改。面对儿子的信任和热情，我不敢怠慢，马上帮他修改，直到我俩都满意为止。

从此，儿子一天写一篇博文，写好后就让我帮他改，然后他再发到博客上。不知不觉，儿子对写作文产生了浓厚兴趣。如今，他的作文已不再让我担忧了。

感悟：真的是"有心栽花花不开，无心插柳柳成荫"。

（湖南省邵阳市　陈秋梅）

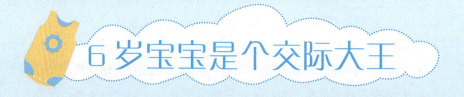

6岁宝宝是个交际大王

6岁是个特别的年龄，很多生长发育的关键期，都以这个年龄为界定。这还是一个幼小衔接的年龄，3年稳定的幼儿园生活形成的规律即将改变，

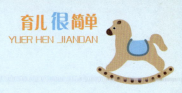
孩子和父母都会面临很多未知的东西。所以，我们必须了解这个年龄宝宝的特点，与之适应，适时引导。

 ## 喜欢当导演

6岁的孩子堪称交际大王，和小朋友能融洽地相处。更善于利用家里的小道具，如把毯子当作堡垒，把毛巾当作斗篷。家长要大方点，别什么都不让动，扼杀了他的表演欲。

6岁的孩子也喜欢当导演，他会命令小朋友："你跑进房间，说'嘘'。"因为总想指挥别人，他们很容易就会打起来，尽量让他们自己解决问题。

 ## 爱制定规则

在游戏中，孩子喜欢像导演一样制定规则，正说明这个年龄是对规则的敏感期。如果你们每天都在为该不该刷牙而争论，那现在是必须制定规矩的时候了。生活有规律会让孩子有安全感，在焦虑时有所依赖，知道接下来会发生什么事："回家后，我要吃点零食，做作业，然后玩。"如果你们坚持一定的生活习惯，你们之间的争执会少很多。

孩子已经能明白要做什么、什么时候做时，你就别再啰唆了。当然也有例外，如宝宝过生日或晚上有流星雨出现的时候。

 ## 问题超级多

都说孩子好奇，到了6岁，那简直就是"十万个为什么"的代名词，还都是那种特棘手的问题，比如，人死了会到哪儿去？为什么有些人那么胖？我从哪儿来……不仅问题抽象，他还特有本事把自己的想法表达得很清楚，让你想唬弄一下都不好意思。不过，6岁孩子能问出抽象的问题，却听不懂抽象的回答，只能理解具体的东西，所以你的回答要尽量简单。记住：不管他的问题多有趣，也别当着他的面告诉别人，否则孩子会很不自在，以后有问题也不会再问你了。

（宝宝中心专业育儿网站供稿）

我陪儿子开商店

5岁的儿子鬼点子多，学习上却爱偷懒。这天，他把玩具摆在地板上叫卖，让我当顾客。我灵机一动，他的算术一直是弱项，正好用这个机会让他练习加减法，就答应了。

我问："老板，怎么卖？"他说："每件都是一块钱，随便挑。"他的懒毛病又犯了。我说："那不行，要想让我陪你玩，就得像商店那样，每件商品分别定价。"

儿子只好找来纸笔，分别写上价钱。然后，他找了一个纸盒说是当刷卡机，又找来一张废银行卡，一本正经地说："买完东西，直接刷卡就行。"我哭笑不得，他是时刻想着偷懒呀！我摇头说："不行，只有大商场才用刷卡机。"

儿子想想也对，只得同意。为了玩得逼真，我到楼下换了把零钱。

第一次，我拿了一个玩具熊（28元）和一本漫画书（10元）。儿子歪着脑袋想了下说："38。"我递给他一张50元的。他念念有词："50减38等于……12元。"我连忙夸他很棒，他开心地笑了。

儿子算得越来越麻利了，于是我就加大难度，一次拿三件，给他一张百元大钞。他小嘴一撇，抗议我拿得太多，不好算。我跟他讲道理："天下没有哪个老板会嫌顾客买的东西多！"儿子无语，只得扳着手指头算，算了两次后，终于算对了。

后来，没事我就陪他玩这个游戏，他的口算能力突飞猛进，连老师都戏称他是班里的"小神算"。

（山东省济宁市 张永华）

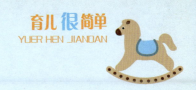

育儿古书连连看

受访专家：中国中医科学院西苑医院儿科主任、教授　李荣辉

着衣三暖一凉——《养子十法》

古话这样说： 一要背暖，二要肚暖，三要足暖，四要头凉。

古话有出处： 此说法出自陈文中所著的《小儿病源方论》中的《养子十法》。陈文中是宋代著名医家，陈氏学术以重视脾胃、善用温补为主要特点。他精通方脉，擅长小儿诊疗，对中医儿科学的发展做出了重要贡献。

五脏的很多经脉都集中在后背上，如果后背受凉，很容易引起咳嗽、反复呼吸道感染，甚至哮喘发作。天气再热，也要给孩子穿个小背心，不要光膀子。而小儿腹壁比较薄，肚子是脾胃之所，腹部受凉容易引起消化不良、呕吐、腹泻。夏天睡觉时至少要穿个肚兜，肚子上要盖个小毛巾。而俗话说，寒从足下起，小脚丫一定要保暖。除非是很热的时候，否则一年四季都应该给孩子穿上袜子。而头部为诸阳之会，阳气最为充足，本来小儿就比成人容易出汗，因此头部应该适当凉一点儿。除了天气比较冷的时候，可以给小儿戴上帽子外，一般的天气，不宜捂得太严实。

五味皆要食也——《景岳全书》

古话这样说： 小儿饮食，有任意偏爱者，无不致病。

古话有出处： 此话出自张景岳所著《景岳全书》中的《小儿则》，张景岳是明代著名医家，属温补学派，喜用熟地和温补方药。该书记录了他毕生治病经验和中医学术成果，其中《小儿则》是一部专门的儿科著作，主论小儿生理病理特点及小儿杂病的诊治。

有些孩子看到喜欢吃的东西就吃个不停，不喜欢吃的东西连碰都不愿意碰，这很容易影响孩子生长发育，或者表现出一些病症。比如有些孩子不喜欢吃鸡蛋、胡萝卜、鸡肝、猪肝等含维生素A丰富的食物，容易出现干眼症、皮肤毛囊角化；有些孩子不爱吃肉、猪肝等含铁丰富的食物，容易出现贫血。而有的孩子只喜欢吃肉食，不爱吃粗粮、蔬菜水果等，容易出现舌炎、口腔溃疡。相对来说，人工喂养的孩子，由于经常吃单一或少数品牌的奶粉，口味比较单一，容易挑食、偏食；而母乳喂养的孩子，由于哺乳期妈妈的饮食每天都不同，因此乳汁的口味比较丰富，孩子相对来说不那么容易偏食。人的口味是从小形成的，3岁前还容易纠正，五六岁以后就很难纠正了。因此，发现孩子挑食、偏食，一定要尽早纠正，但不要操之过急，比如孩子不爱吃胡萝卜，可以剁成碎末，混在饺子馅里然后一点点加量，让孩子逐渐适应。

 ## 饮食记住热、软、少——《养子真诀》

古话这样说：吃热莫吃冷，吃软莫吃硬，吃少莫吃多，自然无恙。

古话有出处：此说法出自陈文中所著的《小儿病源方论》中的《养子真诀》。

小儿脾胃功能发育还不完善，贪吃生冷食物，容易使胃肠血管剧烈收缩，发生胃肠痉挛。因此，小儿应尽量吃温热暖胃的食物。吃软莫吃硬，主要是指少吃黏腻、煎炸等不易消化的食物，也不宜吃得过饱。上幼儿园的孩子还容易出现"星期一现象"。父母怕孩子平时吃不好，周末就敞开了让孩子吃，一下子吃进半盘虾和三四个鸡翅，这样到周一肯定吃出问题。

其他育儿古语：戒养小儿，慎护风池。意思是说要小心养护小儿，需护好风池穴。可以经常按摩小儿脖子后面的风池穴，比如受凉感冒，有点不舒服时，可以点按、温灸或热敷，使小儿微微出汗，就好了。

薄衣之法，当从秋习之。意思是说秋季是向冬季过渡的季节，为抵抗力弱的小儿创造了一个锻炼的有利条件，不要过早给小儿增衣添棉，天和无风之时，当抱儿在日中嬉戏，则血凝气刚，肌肉硬密，堪耐风寒。

凡儿不可抱于檐下洗浴，又不可当风解脱，恐为寒干。意思是说凡是给婴儿洗澡，都不可以在户外、屋檐下或者当风处，也不可以当风脱换衣服，这样很容易被寒邪侵入，使孩子生病。

（赵晴晴）

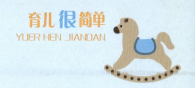
培养孩子的阅读能力

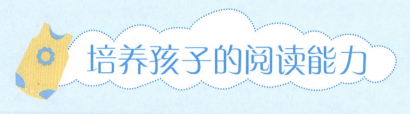

    许多家长从小就培养孩子的阅读能力，希望孩子能够自己主动学习知识，将来能有一定的学历和涵养。

    国际发展研究会友童点评：有培养孩子阅读能力的意识非常好，但要注意别走入误区——将阅读能力同早早教孩子认字等同起来。

    蒙特梭利的研究认为，儿童阅读敏感期要在5岁左右才能到来。人类大脑永久记忆也是从5岁以后开始的，也就是说，到了5岁左右，再教孩子认字也不迟。如果把这个过程强行提前，孩子只是凭借视觉或者听觉机械地"阅读"，是对声音和图像的死记硬背而已，创造的是一种"阅读"的假象。

    家长要多和孩子互动，多交流，多读书给孩子，让孩子多接触真实的环境，通过大量的实际经验来丰富他的感知，这其实也是阅读能力的培养。

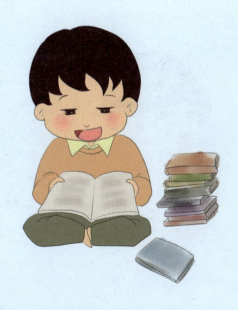

识字就像玩游戏

儿子快 5 岁了，已认识近两千个汉字，对读书看报饶有兴趣。很多身边的朋友问我，你是怎么培养他的阅读兴趣的呢？

回想起来，大概是在他两岁多时，一次我拿着一本《百家姓》的小儿读本，一个姓一个姓地读给他听。第二天晚上睡觉前，我又把昨天读的背给他听，前面我还背得下来，到"戚谢邹喻"后面一句怎么也背不出来，他却说了句"柏水窦章"，我当时就大吃一惊，一核对，一字未错，当时我就惊叹他的记忆力。

从那以后，每晚睡觉前，我就一个字一个字地指着小故事、小诗歌读给他听，渐渐地，我发现他对文字开始感兴趣，走到大街上喜欢认招牌、广告。当然也有认错的时候，不会认的便连蒙带猜地认半边，我嘻笑他是"半边户"。

有段时间，他迷上神奇宝贝的那种小牌，上面有名称。他总缠着我和他玩，就像大人一样，我出一张他出一张，每次我都让他读出上面的名字，他也养成了出一张牌念一张的习惯，不会的我一教他也就记住了。

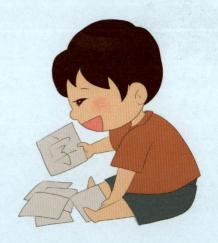

感悟：在我的记忆之中，对儿子来说，识字就像玩游戏一样，孩子在学中玩，在玩中学，把常常认为枯燥无味的事情，变得生动有趣。

（湖北省鄂州市　左恩容）

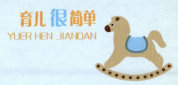

阅读是最高效的游戏

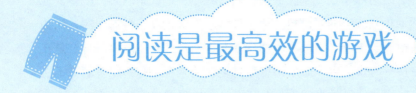

当孩子慢慢适应了幼儿园的生活，你很快就会发现，每天和他待的时间其实非常有限，比如：早晨 7 点把他送去幼儿园，晚上家长下班到家也得 7 点多，8 点就该准备让孩子睡觉了，这中间还包括了做晚饭和吃饭的时间。如果你每天陪孩子的时间就是这样有限，那么就把这有限的时间花在最有意义的事情——阅读上面吧！这称得上是最高效的亲子游戏了。

当然，你得知道，听故事对孩子来说，也是一种阅读。

美国的语言教育学家梅·福克斯在她的畅销书《阅读的魔力》里，建议家长每天至少和孩子一起大声阅读 10 分钟，给孩子讲 3 个故事或和孩子一起读 3 本书。

3 ~ 8 岁是幼儿阅读能力的发展关键期，口头语言发展速度很快，同时，又开始认识符号、声音与意义的关联，学习如何看待一张纸、一本书，尝试用自己所学的语言解释周围生活的一切。

早期阅读的作用是多方面的，它不仅能为儿童接触书面语言和运用书面语言提供机会，还能促进儿童语言和元语言能力的发展，有利于儿童掌握词汇构成和文字表征，同时，还能培养儿童的读写兴趣和习惯。

帮小家伙爱上书本有很多有趣的方式，一起来试试吧！

坐在你的大腿上

阅读不只是读书上的字。在宝宝的这个阶段，阅读更多地意味着享受跟爸爸、妈妈之间的互动交流。当宝宝坐在你的大腿上听你大声朗读时，他不仅在欣赏书籍，而且还在享受你一心一意带来的安全感。

随时随地都可读

固定的阅读时间会为宝宝建立他所喜爱的平静的日常生活程序，这也是为什么睡前故事是一个久经考验的传统。不过，别忘了，很多其他的日常活动也是阅读的好时机。你可以偶尔试着建立一种新程序，比如早饭时讲故事、洗澡时讲故事、刚从幼儿园回到家时讲故事，甚至是在宝宝"便便"时讲故事。如果那些睡觉很沉的宝宝（和大一些的孩子）的爸爸、妈妈用"讲故事叫他们起床"，会比硬把他们拎下床，更能让他们好好地面对新的一天。

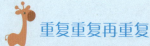

重复重复再重复

如果你已经在过去的一个月每天晚上都给宝宝读《小兔乖乖》了，而他还想再听，也忍住别打呵欠。喜欢重复是宝宝的特点。孩子喜欢一遍又一遍地读同样的故事的原因在于他们太渴望学习了。你很快就会发现宝宝能记住他最喜欢的段落，并且迫不及待地要自己来说出其中关键的句子，这都说明他读书的能力在不断提高。

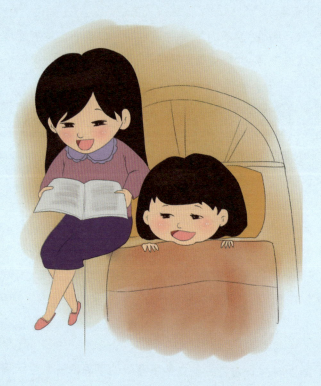

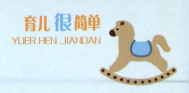

 一边阅读一边演

给宝宝读书时，你要无拘无束。在讲《小红帽》的时候，学着大灰狼的咆哮；讲《三只小猪》的时候，就像小猪那样尖声说话。孩子跟大人一样喜欢表演，事实上，你的小宝贝可能很乐意扮演《三只小猪》里那只吓人的大灰狼呢！鼓励宝宝演，即使这样使故事进展变慢也没关系。如果他积极参与进来，就能从故事中受益更多。

（宝宝中心专业育儿网站供稿）

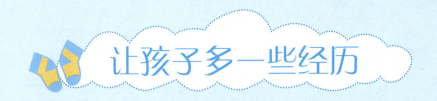

让孩子多一些经历

在宝贝的成长过程中父母要尽量陪伴，建立起亲密的关系，给他足够的爱，这样可以培养他的自信心。同时，宝贝有自己的人生，不要强迫他，而是应该引导他去开发自己的潜能和天赋。

国际行为发展研究会友童点评：母亲工作时如果能把孩子带在身边，既能增加亲子时间，也能增加孩子在陌生环境的经历，对培养孩子的适应能力确实有好处。

但如果母亲因为工作不能在孩子身边陪伴时，要有一个固定的抚养人照顾孩子。通过依恋关系能带给孩子充分的安全感，这一点相比适应能力而言更加重要。

让孩子自己解决矛盾

《北京欢迎你》的曲作者、音乐人小柯：我们常把啾啾的教育问题提升到家庭会议的层面上一起讨论。一次有个大孩子欺负啾啾，爷爷主张容忍和修养，但我觉得还是要论是非。等她18岁时，我会给她两样东西：第一，健康的身体；第二，明辨是非的能力。

育儿专家林怡：只要没有危险，我比较倾向于让孩子自己解决问题。孩子会尝试通过不同的方式来达到目标，并在这样的尝试中获得社会交往经验。而家长要明白，不管孩子采取什么样的方式来处理矛盾都是进步。我们要做的，只是在一旁静静观察，随时掌握事态的发展，防止意外发生。如果父母反应过于激烈，孩子就会受到影响，觉得跟小朋友玩充满危险。

平时，应该教会孩子学习规避，培养各方面的能力，帮他拓展思路。还要帮助宝贝更好地观察他人的情绪，提前避免被欺负的可能。

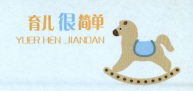

让孩子来做家庭健康教育

全家至少6个大人，围着一个"小太阳"，这屡屡被拿来做反面教材的生活场景，其实也有好的一面。比如，中国医学科学院整形外科医院主任医师李森恺就建议，如果将"小太阳"培养成家里的健康教育监督员，那可能比真正的健康教育专家还管用呢：

"谁能管住爸爸吸烟呢？是孩子。"李森恺说，小孩对不良的气味很敏感，父亲只要吸过烟，即使不是当着面，孩子也能闻出来，间接地也会受到"三手烟"的危害，如果教会孩子来主动抵制家长吸烟，效果会很好。

现在很多年轻的父母都知道在准备怀孕以及孩子刚刚出生时，尽量忍住不吸烟，那么就应该把这种"被迫的习惯"一直坚持下来，等到宝宝长大后，懂事了，能主动劝家长了，再强化"教育"，直到彻底戒烟。

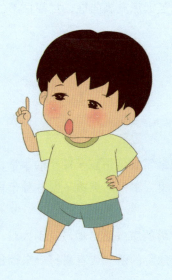

"调动一个孩子，比一百条禁令都有效"，李森恺这样形容，推而广之，所有的健康习惯都应该让接受能力快的学龄前儿童先学会，不仅能让孩子拥有一个健康的体魄，也能够促成一个家庭甚至整个社会的转变。比如，孩子在学校接受了健康教育，回家就会告诉家长：少吃盐等于吃降压药，多晒太阳等于补钙。

（叶 依）

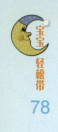

儿子是要吃些苦的

体操世界冠军杨威：体育竞技的氛围让我的秉性改变很多，但不会因此干涉儿子杨阳洋的人生。他走的是他的路，他的人生，我们父母给予他的影响很有限。当然，儿子是要吃些苦的，那是我们能够送给他的最珍贵的礼物。觉得儿子体质不错，但脾气很急，喜欢探索。

中国家庭教育专业委员会理事孟迁点评：培养孩子的吃苦精神是有学问的，如果大人强行安排孩子受苦，孩子不愿意又没有办法，只好"捱苦"。这不仅无益而且有害，会让孩子对劳作产生厌恶的情绪，反而减弱了对痛苦的忍受能力。

"适应苦"是较高境界。随着时间延长，孩子的承受能力增强了，但这也不能减少孩子的惰性。"超越苦"才是最高境界，虽然筋疲力尽，但心里一点都不苦，相反越苦越有成就感，还想再苦一点儿。这需要家长先想办法激发孩子的斗志和上进心，能让孩子渴望获得那种锻炼带来的坚强和成熟，这时孩子就会对吃苦锻炼充满向往，拦都拦不住。

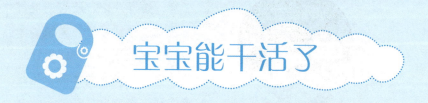

宝宝能干活了

可别小看你的孩子。爸爸妈妈经常会低估孩子能干的事情，结果等孩子长大了，他们可能就会自食苦果，不得不为孩子做各种他自己完全能做到的事情。

所以，想办法找点适合宝宝年龄的家务活给他做。别太难，否则他就会灰心丧气，也不要让孩子做有危险的活儿或容易打碎东西的活儿。除此之外，还有几个"不要"得注意。

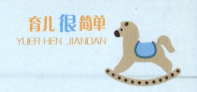
不要期望太高

孩子集中注意力的时间较短，所以，不要指望孩子每天都能自觉完成那些家务活，或是能够一上手就做得很好。

不要男女有别

不妨给男孩子安排一些厨房里的家务活，给女孩子安排一些户外工作。

不要要求太泛

"整理你的房间"之类的话对孩子来说显得过于笼统，难度也太大。要让孩子确切地知道你的要求（比如说"把你的脏衣服放到篮子里"）。最初几次，要示范给他看该怎么做。

不要要求太多

一次让孩子做三四件家务活可能会把你的宝宝搞糊涂。他要么会把所有这些都忘掉，要么就会把几件事情弄混。一次只叫孩子做一件家务活就行了。

不要再做一遍

如果餐巾皱巴巴地摆在桌子上，或是床罩没有铺平整，你也能忍受，对不对？把某件事应该怎么做示范给孩子看，然后就让他自己去做吧！把那件事再做一遍会减少宝宝的自豪感，让他不太愿意再帮你的忙。他会想："妈妈为什么还需要我做呢？"

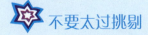 不要太过挑剔

孩子喜欢对自己的正面肯定，所以，孩子做事情的时候要鼓励，而不是挑剔。活干完后，你要让孩子知道你欣赏他付出的努力，这些努力也的确有用。用具体的效果告诉他是怎么回事，比如说："你摆桌子，我做饭，这样我们就能更快地吃上饭了。"

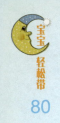

 ## 不要为此付钱

很多理财专家都不赞成为这种家务活付钱。给孩子零用钱的最大意义在于教会孩子储蓄和理财的概念。为家务活付钱破坏了做家务的更高层次的意义，即让孩子体会为家庭做贡献的价值，以及培养孩子从好好做完一件工作中获得的自豪感。

（宝宝中心专业育儿网站供稿）

 ## 小贴士

2 岁宝宝能干的家务：
把脏衣服放到洗衣篮里；
把用过的纸尿裤扔到垃圾桶里；
把玩过的玩具收起来；
把餐巾纸摆到桌子上；
把要洗的衣服按深浅颜色分开来。

3 岁宝宝能干的家务：
按颜色把袜子归类，甚至可能把袜子配好对；
给家里养的植物浇水；
给宠物喂食；
清理自己吃东西掉的残渣；
为自己准备简单的小零食；
把自己的碗碟从桌子上收走；
帮忙洗车。

4 岁宝宝能干的家务：
在桌子上摆放碗筷和餐巾纸；
收拾不易碎的餐具；
叠毛巾；
擦灰；
铺自己的床（把床罩整理平整）；
把湿毛巾收走；
倒牛奶，用小号扫帚扫地。

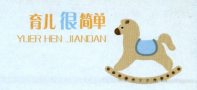

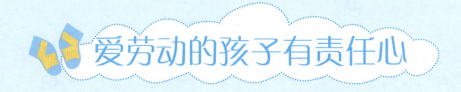
爱劳动的孩子有责任心

　　学龄前的孩子，会觉得自己是整个宇宙的中心，特重要，也特别想像爸爸妈妈一样看起来忙忙碌碌的。所以，别老嫌孩子在旁边碍手碍脚，这时候是教孩子成为一个富有责任心的人的好机会，他的这种欲望会为今后的行为奠定基础。下面这些具体培养的小技巧告诉我们，简单的家务活，是从小培养责任心的好途径。

布置任务要符合年龄

　　一上来就让他"把房间打扫干净"，孩子一定会耍赖，让年龄尚小的孩子做太难的事，只会让他受到打击。但是，像"把鞋放进鞋柜里"的任务，对他就毫无问题了。通过完成简单家务，孩子能获得充足的自豪感和自立感。

坚持做一段时间示范

　　帮助孩子树立责任感的最好也可能是最难的方法，就是自己当好榜样。你应该把车钥匙放在固定的地方，而不是随便往桌子上一扔；你要把杂志整理好，而不是乱摊在沙发上。然后，当你给孩子布置任务时，哪怕是"摆好餐具"这样简单的事，都应该先做示范，每天都做，至少持续一段时间。

教孩子分清轻重缓急

　　"我想带你去公园玩，但首先咱们得把碗洗干净。"这样简单明了的任务会让孩子学会分清轻重缓急，注意说这话的时候，你要态度和蔼、实事求是，承认你自己也喜欢玩，这样孩子就知道你不是在霸道地发号施令。

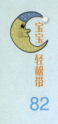

 ### 把劳动变成一次游戏

当劳动既有趣又热闹时，我们都会干得更起劲。孩子也喜欢和你一起做事情，他不会觉得把衣服从洗衣机里取出来是家务劳动，而是觉得把潮湿的衣服一件件拽出来很好玩。

 ### 不要总是下最后通牒

不断下最后通牒（"要是你……你就不能……"）的说法，其实很没有威胁力，说多了反而让孩子对此有了"免疫"，你应该说"你先干完你该干的活儿，然后就可以干你想干的事儿了。"

 ### 遏制包办代替的冲动

为节省时间，你多半宁愿自己把孩子的餐具收拾了。一定要尽量遏制这种冲动，多关注孩子努力练习的过程，而不是注重结果。孩子还不太会干活，如果你因此批评他或干脆代劳，只会打击他的积极性。

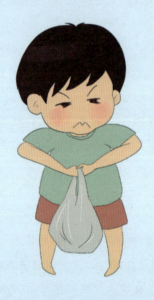

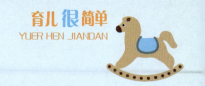

让孩子勤快起来

北京市政府评出了一个8岁的"小孝星"，本以为能挖出些催人泪下的真情故事，却没想到这个叫张皓洋的小家伙，跟小伙伴并没什么区别，只是做了些力所能及的家务事——饭前准备碗筷、擦桌子，为爸爸沏茶、帮妈妈拎最重的东西……

非要找点与众不同之处，就是在这些动作的前面，都有个定语——"每天"或者"每次"。

别小看这个定语，对于一个8岁的孩子来说，确实不是件容易的事。每个家长都可以自问，看起来自己孩子都会做的事，每一样所做的次数，是不是屈指可数？

更多时候，当孩子第一次擦了桌子……家长们大呼小叫，又亲又搂，下一次或下下次，要么我们事先都做好了，要么从孩子手中拿过抹布说："你擦不干净。"

张皓洋的妈妈不这样，皓洋4岁时，从超市买东西回家，她会问："你能帮妈妈拎点东西吗？"虽然看孩子拎着也很费力，但她觉得"小男孩多使力气没害处"。

中国育婴协会会长郭建国说：父母越勤，孩子就越懒；父母越聪明，孩子就越笨。对孩子不够狠，是在害孩子。

而且，父母"懒"只是培养孩子自立的第一步，只有坚持懒下去，孩子才能养成好的习惯。

张皓洋妈妈另一个值得称道的做法是，不过分夸奖孩子："每次他做了这些事，我都会抱抱他、亲他一下。"

郭建国说，不当鼓励会增加孩子的虚荣心。有的家长听人说鼓励教育好，就不管三七二十一可着劲对孩子喊"你真棒"。其实，五六岁的孩子自己穿衣服，就很夸张地去夸奖他，起不到鼓励的作用，反而会培

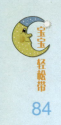

养他的虚荣心。因为孩子也清楚这对他来说是"小小儿科"了,将来一旦遇到挫折,对失败的承受能力也不会太强。

（吴润果　李凯菲）

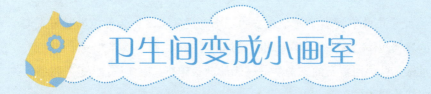

卫生间变成小画室

从女儿能握起笔开始,我家的墙壁也就开始遭殃了,我的脾气也日渐火爆,相信也有不少妈妈有与我相同的困扰。但是怎么办呢?总不能为了一面白墙,而扼杀了宝贝的绘画天分啊!可是对于一向爱干净的我来说,实在是不能容忍乱涂乱画。

那天打扫卫生间,灵光一闪,这卫生间墙上贴的白瓷砖,不是正适合用水彩笔画画吗?颜色鲜艳不说,最关键的是,湿抹布一擦就光洁如新了。从此,女儿可以大胆画画了,而且我让她自己擦洗,还锻炼了她做家务的能力。当然,你家要是贴的亚光的瓷砖,可能就不适合了。

（赵慧玲）

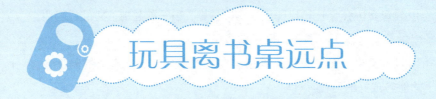

玩具离书桌远点

有的父母习惯把玩具放在孩子自己的房间,或整齐地收到书桌上,这样孩子学习时就极容易分散注意力。以前我就是这样,结果儿子埋头写作业时,总是不由自主地伸手摸摸玩具。让玩具远离孩子的学习空间,这一点对缺乏自律的孩子来说很重要。

（陶丽娟）

我的防意外经验

总是看到一些孩子受到意外伤害，有时会看得心惊肉跳，不知大家平时有什么防范意外伤害的经验，共享一下。

陈安惠： 儿子小时候，趁我们不注意，翻出工具箱里的木把起子，把起子插进了电源插孔里，当时的惊险可想而知。又吓又气的我，为了警示儿子，把烧黑了的起子，连同墙上因导电烧黑的印记一直留着，时刻提醒他也提醒我。从此以后我和家人也记住了，只要是用完的工具，都锁在工具箱里，放到儿子找不到的地方。

马宜楠： 我最害怕的还是果冻，朋友送过一次，我趁孩子没注意赶紧藏了起来，而且从此长了个记性，只要有朋友来家里，都提前打招呼，千万别给孩子买果冻。这一点很重要，因为很多朋友还没有生过孩子，对此一点概念都没有。

小跳妈妈： 我对铅笔筷子之类的东西特别防范，以前看过一个报道，有个孩子拿着铅笔摔了一跤，铅笔就扎进体内了。所以，我在小跳走路时从来都不让他拿着笔，非要拿就横着拿，不能尖冲上竖着拿。

李雨洁： 车库里特别危险，一定要拉紧孩子的手，那里面又黑，而且车开得并不慢。三四岁的孩子，没有车高，他们又喜欢在车中间的小空间里乱跑。同时也提醒那些开车的大人，进了车库一定要开得慢一点，特别要注意小孩子。

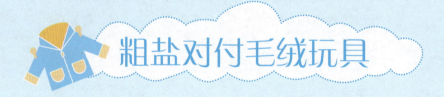

经常检查桌子下面

最近我们普外科来了很多受到意外伤害的小宝宝。除了很多家长都知道的，别让孩子进厨房、家中刀剪要放好等外，尤其提醒家长，一定要经常检查桌子下面。一岁左右的宝宝特别喜欢往桌子底下钻，通常这下面比较黑，以前掉落的小钉子或者桌子腿有刺，家长也不容易发觉，是个安全隐患。

（湖南儿童医院　孙　瑛）

粗盐对付毛绒玩具

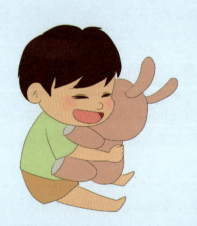

孩子喜欢的毛绒玩具里隐藏太多细菌，解决这个问题，妈妈们需要两大法宝：粗盐、大塑料袋。

做法是：把脏毛绒玩具装入大塑料袋中，放入适量粗盐，封紧塑料袋，上下左右晃动，慢慢毛绒玩具就鲜亮起来。

盐中的钠离子带正电，氯离子带负电，毛绒玩具的灰尘等也带正负电荷。二者晃动摩擦起电，电荷之间相互吸附，脏东西就与盐混在一起了。

（张丹娜）

合格父母篇

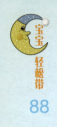

做个零智商妈妈

很久以来，我都以为自己很聪明，爱当救世主"指导"（其实是干预）别人。老公给我开了个处方——要孩子，过过管人的瘾。谁承想有了儿子，却不是这么回事，根本没我摆谱的地儿，他有自己的主意，有自己的主张。我这领导的架子还没端起来，就被儿子彻底"打回原形"，成了一个"零智商"妈妈，为了博得儿子的一笑，成天上蹿下跳，讲笑话扮小丑，就为了给他一个快乐、轻松的童年！

 ### 零智商表现一：专看不带字的图画书

旧观念：我们总说，孩子的生活是无忧无虑的。其实通过我和儿子不断地交往、体会，我发现，当个小孩真是不容易。我刚开始带他到离家最近的快餐店玩滑梯。他出门嘴里就开始嘟囔"花鸡"，什么"花鸡"，搞得我不知所错。

新思路：直到有一天，儿子嘟囔"花梯"，我才意识到，他说的"花鸡"原来是滑梯。我赶紧说："儿子，真对不起，当小孩子真不易，妈没有理解你。"然后举起右手，攥紧拳头说"让理解万岁吧。"

又过了几天，奶奶买回3根黄瓜，用保鲜膜包在一起。他指着黄瓜说"鱼"。我说，是黄瓜，不是鱼。他用手比划鱼游来游去的样子，依旧坚持"鱼"。我明白了，黄瓜包起来的样子确实很像鱼。

小创新：以前我给儿子买了很多带字的故事书，现在想想，其实那是按照图书编辑的思路讲故事，扼杀了我俩的想象力。现在我常买绘本，以图为主，比如小熊穿衣服的，他看着图，每次都给我模仿小熊穿衣服，每次都把不同的创造力融进故事里面，这样很好。能够让不会讲话或讲不清楚话的小宝宝通过肢体语音表达。

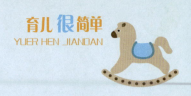

 零智商表现二：扮卓别林博众人一乐

旧观念： 小孩子是要有礼貌的，这是毋庸置疑的金科玉律。两岁后，儿子有了自己的思想。就拿出门叫人来说，遇到喜欢的老人，他叫起人家来嗓门特大，叫声也是一往情深的；而对于他不太喜欢的人，索性一言不发。

新思路： 天线宝宝的原创者安·伍德说："我想要孩子们笑。如果他们笑了，他们就会很放松。如果他们放松，他们就会更自信。如果他们自信，他们就敢于好奇。如果他们敢于好奇，他们就会在理解中成长。"

像出门叫人这件事，我认为，小孩子不能"被礼貌"、"被高兴"，明明不愿意和人家说话，偏偏要像复读机一样，重复着妈妈嘴里的话，其实挺让孩子委屈的。

小创新： 四十不惑，回忆起小时候最开心的事情，不是获得北京市三好学生，不是得到父母的奖励，而是小时候去东单看马戏团滑稽的小丑。我现在经常给儿子表演卓别林，四个关节僵直，跌跌撞撞的。尤其是在他不叫人的时候，越是在外面，我还越"扮丑"，儿子笑笑，我笑笑，小区里的爷爷奶奶都笑笑，大家都有个台阶下。

 零智商表现三：和儿子一起捡脏石头

旧观念： 儿子与我惊人地相似。比如我去郊区玩，一定在临走时，带上两三块好看的石头。他去玩，也是这样，不带上两三块石头，坚决不上车。我开始很反对，多脏啊，我这边拿湿巾把石头擦干净，而那边，儿子一手的泥巴在捡下一块呢！

新思路： 一位美籍华人写的一篇育儿文章里提到一件趣事，在与亲朋好友围桌用餐时，发现一些成人用非常怪异的方式使用筷子，夹菜时花样百出，什么方式都有。而美国人却照着中国餐馆筷子套上的说明及图片，中规中矩去练习，拿筷子得心应手，看起来很顺眼，因为操作得体。作者建议：幼儿时期的孩子模仿力强，但手眼协调能力差，反而不宜让

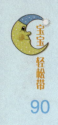

他去尝试学习使用筷子，最好用勺子，5岁之后再教孩子规范地使用筷子，不晚。

小创新：家长有时候好心也会办坏事，会误导孩子。儿子愿意捡石头，是他的事情，但是每次出门，也要有一种新的快乐。我找到了一个契机。国庆节期间，我发现报纸上很多新闻图片里有五星红旗，于是我就教他认识五星红旗，这样，只要出了门，在小区里看到五星红旗，我就和他一起鼓掌，大喊五星红旗。坐车出门，只要经过一些建筑物，儿子的眼睛总是盯着找五星红旗，看到之后，拍巴掌声、呐喊声频起，别提多兴奋了。

（李海清）

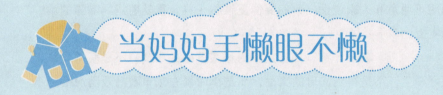

当妈妈手懒眼不懒

什么样的妈妈更容易带出聪明的宝贝呢？答案是：善于观察的懒妈妈。

懒妈妈手懒、嘴懒，但脑子和眼睛一点都不懒。管住自己的手和嘴，不插手不唠叨，给宝贝更大的自由空间，让他自己去探索。

平日里，懒妈妈总在忙自己的事，好像顾不上孩子似的，孩子的小手还不利索的时候，就要试着自己穿袜子、脱裤子、解扣子，有时费了半天时间都弄不上急得直叫。可懒妈妈呢？在一旁也就动动嘴，一点不帮忙。

懒妈妈也不愿意帮孩子收拾玩具，可怎么能让这么小的孩子自己做到呢？懒人自有懒法——把孩子的玩具开放式陈列，并贴上易辨认的小标志，宝贝果然很快就能自己的事情自己做了。

总之要当懒妈妈，就得记住一个法则：孩子能做的事就不替他做，孩子还不能做的事就鼓励他尝试。结果宝宝越来越能干了，妈妈就越来越轻松了。

（湖南省儿童医院 黄晓元）

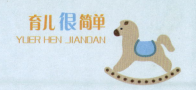

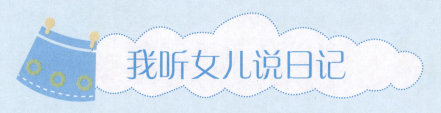

我听女儿说日记

　　我和爱人都有记日记的习惯，女儿出生后，依然坚持。而且，女儿自打3岁以后，虽还不会写字，但每当我和爱人记日记时，她也会有模有样地在自己的本子上"记"些什么。

　　去年秋天，女儿刚进幼儿园，我和她爸总好奇地问她的幼儿园生活，如早上吃什么，喝了几碗粥，有没有午休，上课都学了什么等。刚开始，女儿会热心地回答，后来问多了就有点不耐烦，再问就不高兴地说"不知道"或狡猾地说"我忘了"。

　　后来，我们想了个办法，让女儿在日记里写下自己的幼儿园的一天，不过，因为她还不会写字，所以事实上，与其说记日记，不如说是在"说"日记。

　　女儿每天都会认真地在本子上画来画去，全是乱码，但嘴里说的却很有逻辑："今天早上是爸爸送我去幼儿园的，我是第一名。"然后停一会儿，想想，接着说："金老师给我们准备了面包、鸡蛋和热牛奶"，"上美术课时，刘老师教我画了一棵春天的柳树"……

　　就这样，我和爱人假装做自己的事，却认真聆听着女儿的"日记"，毫不费力，就大致了解了她在幼儿园的基本情况。

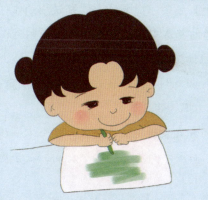

　　*感悟：*家长不应强迫孩子做不喜欢的事，而是该想一些"曲线救国"的小方法，这些小方法还能让孩子养成认真观察的好习惯，锻炼她的语言逻辑能力，提高记忆力。

（河北省邯郸市　张彦英）

我与儿子传纸条

最近，我发现儿子越来越烦我了。每次提醒他做事，他总嘀咕："真烦！老套话又来了！"

我对老公抱怨儿子的态度："为何我一片好心，被他当成驴肝肺呢？"老公却说："你的确有些啰唆，不仅儿子烦，有时我都烦，你要不换个方式和他沟通？"哪有什么新方式呀？

一筹莫展时，机会来了。那天儿子快放学时，朋友有急事叫我出去，一时半会儿回不来，老公下班还晚，我只能把钥匙交给邻居，让她代我接下孩子。

"没了我的督促，他能好好做作业吗？"我不太放心，就用便笺纸给儿子留了张字条，告诉他我有什么事出去了，大概什么时候回来，并让他好好写作业。

结果，等我回来时，儿子破天荒地早早做好了作业，并且写得整齐干净。我问他："为什么今天表现如此好？"

他嘿嘿一笑："老妈，今天看到你写给我的纸条，真是受宠若惊。还有，我说了你可别生气，因为没了你的啰嗦，觉得清静许多，加上你在纸条上说话的方式好温柔，我感觉很温馨。"

看来儿子很喜欢这种沟通方式，那我何不利用纸条来改善下我们的关系呢？于是，我决定以后说话点到为止，其余的就让纸条说话。

有时我会在他铅笔盒里塞上张纸条，提醒他上课别做小动作；有时我会在他枕边放一张纸条，推荐他哪本书很有意思，并把书附上；有时我会贴一张在电脑上，提醒他控制玩游戏的时间。

当然，他也会给我提些意见，就这样，我们的纸条你来我往，慢慢地，我发觉不仅自己心情好多了，儿子也又和我亲密了。

感悟：同样的话，用不同的方式表达出来，效果却完全不一样。用语言交流，不免态度有些强硬，而文字却能克服这个弱点，孩子更容易接受。

（江苏省宜兴市　石爱娟）

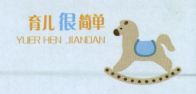

儿子的自由小窝

儿子从小就有个特别"爱好"，喜欢那些狭小的空间，比如一个旧纸箱、桌子下的空地。去年家中换油烟机，留下个巨大的包装箱，我没舍得扔，四四方方的大箱子，一半放他的书，一半还能躺下他整个人。从此，这便成了他的小"窝"。

这个窝一开始并不为爸爸接受，总觉得屋里放个旧纸箱不伦不类，但我坚持"孩子只有一个童年"的论调，虽然儿子有自己单独的小屋，但很显然，那对他来说还是有点大了。

小窝从前只是个暗黄色的大纸箱，经过一番收拾，漂亮许多。墙砖壁纸贴在外面，让它更像一间小屋，内侧是天蓝色的小鱼与大海，"地面"色彩鲜艳。老公买回四格柜，两层放书，两层放玩具，另一侧是儿子的小被子和几个抱枕，这窝别提多舒服了。

儿子很喜欢小窝，每天放学回家先要去"窝"中休息会儿，写完作业还要去里面看书。

小窝也引起其他孩子的羡慕，儿子每每将伙伴引进小窝中观赏时，都特别自豪。

感悟： 也许儿子现在还不懂得"自由"的含义，但我想他内心一定感受到了妈妈给他留下的这片自由空地让他多么快乐。

（河北省张家口市　商艳燕）

妈咪巧识宝宝"三伪装"

不知不觉，孩子一天天大了，会说话了，会唱歌了……也有了一些小心眼儿，聪明的妈妈，既不会被这些小花招激怒，还能轻松地找到解决办法。

装吐（喂药时惯用）：一次喂儿子喝苦的口服液，刚喝完他就开始咳嗽，几秒钟之后"哇"地全吐出来了，把我吓坏了，我想可能与没吃饭有关。第二次专门等他吃了饭后再喂，结果他又吐了。我想是不是与吃饭间隔时间太短？第三次，吃完饭半小时才喂的，结果发现了，他是从喝药前就开始有意地咳，喝药后又开始剧烈地咳，直到把药吐出来。

妈咪对策：我把那盒口服液郑重地放在他面前："再喝一支，再吐了就再喝。"他知道我识破了他的花招，也就乖乖喝了。

装累（出去走路时惯用）：儿子走得稳当后，我就不抱他了，即使他要赖。因为只要中招一次，就会有第二次。一次，我带他出去玩，刚走一会儿，他就蹲下来："不能走了，我的脚很疼很疼。"

妈咪对策："脚很疼就不能到公园里和小朋友一起玩滑梯了，我们回家吧。"小家伙"噌"地站起来："走吧，脚不疼了。"

装肚子疼（吃饭时惯用）：不想吃饭了，儿子就用小手托腮："我肚子疼。"开始我当真了，赶紧帮他揉肚子，不到一分钟，他就开始抓着饼干、海苔、水果大吃起来。

妈咪对策：把所有的零食全拿走，"肚子疼不能吃饼干，吃了就更疼了。"他无奈地玩橡皮泥，一会儿工夫就跑过来说："妈妈，我肚子不疼了，我饿了。"

（河南省中医院　李尤佳）

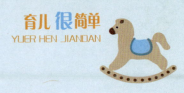

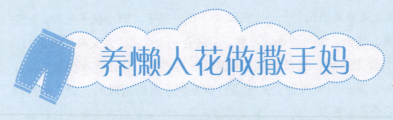

养懒人花做撒手妈

从同事家抱回盆龙舌兰，每天浇次水，又从花市买来花肥……一个月后，抱回来时还有的几片叶子慢慢枯萎。赶紧去问同事，她笑着说："没有别的，就是你太勤快了。俗话说'懒人花'，养花不可以浇水施肥太勤，过分干预是长不好的。"

听了同事的话，等土干透再浇。半个多月就长出了好几片新叶。这段养花经历让我感触很深：养花不可太勤，教育孩子不也一样吗？

孩子刚上小学的时候，我每天守在身边看他做作业，一个字写不整齐就要求重写，不理解的马上详细讲解。这样精心"陪读"，我觉得尽到职责了，可孩子越来越没激情，一坐下来就唉声叹气。邻居说我管得太多太细，应该放手让孩子自己学。

我努力学着克制自己。慢慢发现他是可以自己完成作业的，也能对着课程表自己整理书包，比我指手画脚的时候动作快多了。

感悟： 教子如养花，不可以太过干涉，给他土壤和需要的水分，让他自己呼吸就可以了。家长只要在旁边观察，如果他有什么困惑，适时引导帮助一下就可以了。

(陈建平)

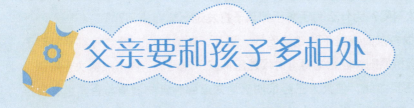

父亲要和孩子多相处

男子击剑2008年奥运冠军仲满：和女儿在一起时，最喜欢学着幼儿园老师的腔调和她说话。妻子说这样嗲声嗲气的，"太肉麻了"。运动员的生活没有规律，和宝贝聚少离多是我最大的心病。现在好了，

Amily 来北京和我团聚了，一家三口终于在一起了。对小孩子来讲，父亲总是远离的状态，她可能也会习惯，但这会一点点错失对父亲的亲近。

育儿专家林怡：父亲跟宝贝做游戏的方式不一样，喜欢抛接宝贝，把宝贝拎起来……同时他们对宝贝较少限制。遇到困难时，父亲的冷静会带来安全感。而且，父亲对宝贝形成正确的性别意识有非常大的影响。男孩会以父亲为楷模学习怎样做个男子汉，怎样和女性相处；父亲对女孩的包容宠爱会让她将来变得有女人味，也帮助她学习与男性相处。因此，在每个宝贝的成长中，都请父亲陪伴左右。

当爸的一定要跟孩子讲原则

那天妈妈有一个紧急的工作，刚打开电脑，铁头就爬到了座椅上："和妈妈玩！"看着铁头一脸期待的样子，妻子心软了，说："你先去玩，等一会儿，妈妈给你送饮料过来。""好！"。

等我看到铁头手中的饮料时，真是很生气。我问妻子："为什么要给他饮料喝？为什么为了急于把孩子打发走而放弃原则？"

很多东西我是不让铁头吃的，薯片、碳酸饮料、冷饮等。平时妻子都能坚持原则，但她觉得有时候越压抑孩子越渴望，偶尔一两次无所谓。

话虽如此，但大人已经很明确地知道哪种食物健康与否，也有自控力了，孩子不一样，一次两次不坚持原则，他就会迷茫而无所适从。

孩子妈妈听我说：很多观念是父母在坚持原则中传达给孩子的，他貌似一下子不能接受，实际上父母的观点已经像种子一样在他心中慢慢发芽生长，最后变成了他自己的信条。所以不要随意改变原则。

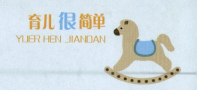

当爸的带着孩子一起动

孩子出生后，几乎都是在外婆和妈妈的身边，我这个爸爸每天早出晚归，几乎无法和他照面。虽然外婆和妈妈把他照顾得很好，但儿子渐渐长大了，仍非常腼腆，不敢一个人睡觉，不敢自己坐车出门。缺了一点男子汉的味道，当然，这和我这个爸爸没有尽到职责是有很大关系的。

我想了很多办法，最后决定带他去运动，在运动中锻炼他的胆量。我给他买了一副称手的球拍，一到周六下午，就带着他一起到体育馆打球。

起初，他也是比较腼腆，教练让他一起打，他总是坐在休息区不肯过来。渐渐地，他开始帮我加油助威了，再接下来，他就要求我休息时陪他打几个球。我不跟他讲技术要领，只是让他随心所欲地玩。看着儿子像小老虎一样跑来跑去，我感到了从未有过的自豪。

孩子妈妈听我说：妈妈们容易犯一个错误，就是对孩子过度保护，尤其是男孩子，千万别因为怕磕着碰着而放弃了锻炼的机会。

（吴勇华）

当爸的不会拦着孩子玩水

雨后，我和妻子带乐乐下楼去玩。趁我们不注意，乐乐一脚踏入水洼中。"不要踩！"对于妻子的警告，乐乐充耳不闻，飞溅的水花引得他咯咯笑个不停。我阻止妻子，指着前面对乐乐说："那里的积水更多……"

不一会儿，乐乐全身上下没有一处是干的，我们拉他回家洗澡。边洗澡边灌输："你看，你把衣服、鞋子弄得又湿又脏，而且小脚趾都变得皱皱了。下次如果再想踏水，要穿雨鞋。"乐乐看着起皱的脚不解地说："我的脚脚怎么了？"我趁机告诉他不能长时间玩水。

第二天，再经过一片积水处时，我问乐乐："想不想去踩一下？"乐乐摇头说："不要，鞋鞋要湿的，脚也不想变得皱皱的……"

孩子妈妈听我说：踏水最坏的结局也只不过是弄脏衣服，只要不损人、不害己，何不让他快乐地体验一下踏水的乐趣呢？

（湖南省长沙市　罗长源）

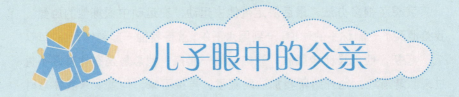

儿子眼中的父亲

受访结果：中华医学会肿瘤学分会主任委员、北京肿瘤医院副院长、结直肠肿瘤外科主任医师、教授　顾晋

小学时给父亲打的那一针

在中华医学会五层会议室，正举行中华医学会新一届的部分专业学会主任委员就职仪式。我作为肿瘤学会的主任委员参加了这次会议。当我从中华医学会副会长刘彦飞同志手中接过主任委员证书的时候，心情非常激动，刘会长笑着说："顾晋的父亲顾方六教授也是我们过去泌尿科的主委，这是两代人的主委啊！"

是爸爸给我当医生的勇气，给我当医生的信念，教会我如何当一名好医生。爸爸是位泌尿科医生，我很小的时候就知道，爸爸是外科医生，每个周末都要到医院上班看病。年复一年，日复一日。爸爸是我的偶像，也是我心中的灯塔。我很小的时候，爸爸就引导我培养对医学的兴趣。记得我上小学的时候，爸爸得了肝炎，每天要打针，由妈妈给他打。有次我非常有兴趣地在旁边观看，爸爸就问我："你害怕吗？"我说："不怕。"

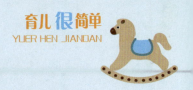
爸爸说："那你给我打针，行吗？"我当时一下傻了，愣了一会儿，我说："行啊！"结果爸爸真的让我给他打针了。正是这些早期的"临床实践"给了我得天独厚的职业体验，对我的人生产生了巨大的影响。

1996 年，爸爸当选为中华医学会泌尿外科分会主任委员，当时我特崇拜爸爸。爸爸告诉我："孩子，你记住吴阶平老师的一句话：医学是如履薄冰，如临深渊，医学没有尽头。另外，你只要努力，没准儿有一天也可能成为一个学会的主任委员呢！"我当时根本不认为自己也能当上一个学会的主任委员。

爸爸要是知道我有今天的进步一定会十分高兴的。我特想跟爸爸说："爸爸，您的儿子今天成为中华医学会肿瘤学分会的主任委员了，我更清楚地记得您说过，医学是没有止境的，我们有的就是加倍的努力。"

 ## 不再总盯着孩子的分数

周六晚上的会提前结束了，我赶紧往家赶。

一推门，屋里黑黑的，我的第一反应是停电了。但儿子的房间仍然有闪闪的影子，儿子正在上网，胖胖的小脸几乎贴在电脑上。

正打算动手开灯，儿子冲出屋来："别开灯！今天晚上是地球关灯一小时的日子。"

我走进卧室，妻子也摸着黑在用电脑上网。看到我一脸感动，她的脸上露出了一种骄傲。儿子长大了。这么多年来，我们注意的是他的学习，他的分数，我曾经多少次因为学习的事情和儿子发过脾气。平时我和他经常为电视节目发生摩擦，我要看"新闻联播"，他要看"足球世界"，在我的脑海里，他是不关心时事的小孩子。我怎么也没想到，他居然对低碳生活有如此深刻的理解，并付之行动。

说实在的，儿子"关灯一小时"的行动给了我很大的震撼。

记得有一次儿子考试成绩不理想，我批评他："儿子，你真得努力啊，什么时候让爸爸为你骄傲一回？"儿子愣住了，他什么也没说，默默地回到自己的房间。

我问妻子："是不是我说得太重了？"她说："其实儿子真的特可爱，

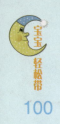

你总是拿一种东西来衡量，分数是一个方面，但是，你很少看到他的优点！"迎接国庆 60 周年那年，儿子学校组织了大练兵，他特认真，每天不辞劳苦，经常汗流浃背。练队即将结束时，儿子拿到一个奖状。那天，我说："爸爸真的为你骄傲！"

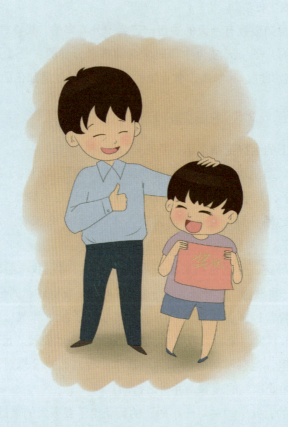

当爸的一定要和孩子瞪瞪眼

铁头两岁时总结了全家人的特点，你问他，爷爷怎么说？他回答："哦喉！"这是爷爷见到他淘气时经常发出的无可奈何的感慨。问他奶奶怎么说，他就尖着嗓子大叫："啊呀，铁宝啊，又去踩泥巴！"问他妈妈怎么说，他就一笑："宝贝。"问他爸爸怎么说，他就会严肃地大叫："你想干什么？"

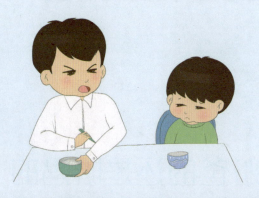

孩子他妈反对我总大喊大叫，认为这样反而会激发孩子的反抗心理，但是我这种吼叫并不是情绪化无原则的。

一次，铁头中午又罢饭，正想从椅子上溜下去的时候，我立刻语气严厉，眼睛逼视着铁头，铁头不敢吱声，乖乖地张开了嘴。一口两口……不一会儿，一碗饭全吃了。

奶奶平时都是追着喂饭，铁头反而不好好吃饭，我希望通过这偶尔的严厉，让孩子知道，吃饭是件严肃的事情，要养成好习惯。

孩子妈妈听我说：在家庭中树立家长的威信尤其是爸爸的威信特别重要，一定要让孩子有个怕的人。其实孩子怕的是规矩，你看等我们吃完饭后，我拉着铁头去楼下散步的时候，不好得又像一个人似的？

（李桂杰）

⭐ 反思

    对于孩子的教育，除了关注他的学习外，我们又有多少时间在关注他的品质、他的社会责任感、他内心深处的理想？对孩子的精神世界我们又了解多少？有多少事情是孩子发自内心去做的而同时又有着金子般的闪光点？有多少父母去发现自己孩子除学习以外的他的智慧、他的聪明、他的幽默和他的苦恼？我们每天和他在一起，他到底和我们说了多少知心话？对孩子而言，我们在他们心目中代表着什么？你爱他，但给予他的是他需要的吗？

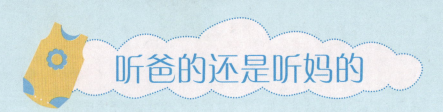

听爸的还是听妈的

    小宝宝察颜观色的能力远远超出你的想象，爸爸在大发雷霆的时候，他总会斜睨妈妈一眼，看看这一方的态度。但他的判断力还远远没达到你的要求，如果爸爸妈妈的反应不一，宝宝的脑袋就会犯晕进而产生行为问题。专家教你几个办法，让你们的步调一致起来。

 谈谈自己的童年

    聊聊你们小时候是怎样被教育的，我们都难免重复父母的做法，这样有助于了解对方的教育风格。

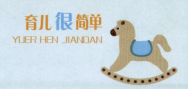
 听听对方的想法

让另一半说说为什么要采取这种教育方式，记得在他说的过程中千万不要打断他。

 问问他担心什么

问问对方对你管教的方式有什么担心，想一想他的担心是不是有道理。

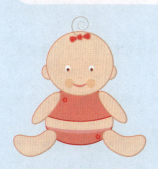

 试试共同的计划

把你俩想到的所有办法都列出来，共同制定一套新规矩试用一段时间。

 忍忍不满的情绪

在孩子面前要统一阵线，切忌当着孩子面批评另一半。即使你很不同意对方的观点，也得背着孩子"秋后再算账"。

拖拖再明确回复

如果孩子问："妈妈，我可以看完电视后再收拾桌子吗？"你可以告诉他你会先问问爸爸。要知道不是所有的问题都需要马上有明确答案。

 写写订好的规矩

把订好的规矩张贴出来，让孩子意识到爸爸妈妈是站在一起的。

如果你的另一半根本不愿跟你谈，那你首先记得别摆出一副"只有我正确"的态度，然后把这篇文章偷偷摆在他一定会看到的地方。

（宝宝中心专业育儿网站供稿）

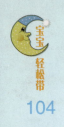

惩罚孩子：最忌一个唱红脸一个唱白脸

在多数家庭里，往往是一个家长唱白脸，一个唱红脸，但如果家长在惩罚的态度上依然是一惩一奖的话，效果会大打折扣。

比如孩子犯了错，受到爸爸的批评，孩子还没怎么着呢，妈妈先看不下去了，立刻给孩子撑腰，甚至给买好吃的。

妈妈的本意也许只是觉得孩子认错态度良好，应该表扬。但孩子哪分得清楚？在他眼里，只是看到自己做错了事，挨了爸爸的批评，但又得到了妈妈的奖励。他既不知道自己错在哪儿，也会认为犯错挨批评没什么大不了的。

惩罚也要讲究时机，当孩子精神正处在兴奋的时候，可以先让孩子休息一会儿，慢慢地问他，以他能接受的方式和语言去让他领悟你的意思。当他不高兴的时候，家长给予的惩罚他会生气与不服的。

所以，最好的惩罚时机是孩子刚犯了错误，思想正处在矛盾中的时候。处罚孩子时还要注意场合，一定要尊重孩子的自尊心，不要让孩子当众出丑，否则他会抵触你。

(河北省保定市青年路幼儿园园长　张春炬)

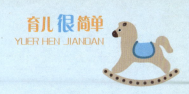

学学传统父母说一不二

儿童肥胖问题日益严重，专家反复强调，得让孩子少吃垃圾食品，多到户外运动。可我觉得，解决儿童肥胖的根本还在于父母。可以学学前一代父母的说一不二。

我妈就是典范——

小时候当我说："口渴，想喝汽水！。"

我妈就说："水壶里有白开水。"

当我说："我饿了，要吃饼干！"

我妈就说："厨房里有饭有菜。"

当我说："闷死了，要看电视！"

我妈就说："一会儿就不闷了！"果然等了一会儿，我就被命令扫房间了。

现在，很多家长都比较宠爱孩子，对孩子的要求有求必应，比如孩子想吃快餐立刻满足。所以，现在的父母可以学一下传统父母说一不二的原则。

(李耀和)

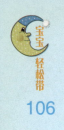
不做 "割草机父母"

为了便于管理，儿子的学校要求住校。开学前一天，带他去报到，学校门口车满为患，家长们手拿肩扛大包小包，而孩子们很多都空着手。

宿舍楼里，更是热闹非凡。家长们有的在替孩子铺床，有的在替孩子收拾衣物，还有的家长忙着替孩子了解情况：在哪里打水，哪里打饭，宿舍楼有没有热水等。

新上任的班主任老师刚露面，家长们就呼啦围了上去。什么时候领床单呀？什么时候交费呀？老师答：让孩子们自己处理就行。可家长们还是不肯走。

老师要求学生搞一下宿舍卫生。话音刚落，家长们就开始行动了，有扫地的，有拖地的，干得热火朝天。孩子们则在一旁聊得火热。

和一位从事教育的朋友吃饭时提起这事，朋友感叹道："这些父母都是'割草机父母'。"我有些疑惑，原来只听说过"直升机父母"，如今怎么又来了"割草机父母"？

朋友解释说，"割草机父母"是"直升机父母"的升级版，是指家长不等困难出现，而是赶在孩子前面，像割草机清除杂草一样，帮他们扫清前进道路上的一切障碍。

"其实，这就是溺爱。"朋友语气很沉重，"孩子长期在这样的环境下成长，只能是越来越懒惰，逐渐失去生存能力。"

感悟：朋友的话，让我想起一位教育家说过的一句话："母亲最好只有一只手。"对孩子，我们要爱，但要适可而止。要明白，总有一天孩子要独自面对这个社会。

（河北省河间市　田秀娟）

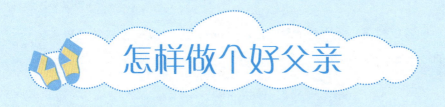

怎样做个好父亲

"生活中，有太多的父亲过于专注工作，而有意无意忽视了孩子，当他们功成名就时，却发现自己错失了和孩子一起成长的机会"

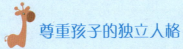

尊重孩子的独立人格

鲁迅先生曾说，中国人做父母最大的问题是，"小的时候，不把他当人，长大了以后，他就做不了人"。

女儿4岁多时，爱唱爱跳，于是我们倾其所有，托人买回架钢琴，又请了老师。刚开始，女儿既紧张又兴奋，很快就掌握了简单练习曲的弹奏方法，回到家也愿练习。然而，随着进度加快，她感到了学琴的难度，不大愿意学了。其实，这是正常现象。可我们却犯了急躁的毛病，总训斥她不努力。结果，加重了孩子的恐惧心理。

一天晚上，妻子又带女儿去学琴。由于注意力不集中，她没记住上节课的要领，一上琴错误百出。老师表示不满，女儿越发战战兢兢，更难以达到新课的要求。回到家，女儿被扯到琴凳上，在妈妈的厉声训斥中，不知所措地弹着琴。我清楚地看到，一颗接一颗的泪珠从她的脸上滚落下来。

现如今，女儿已长大成人。她酷爱读书，喜欢写作，却依然不愿弹钢琴。我问及她童年学琴的感受，她脱口而出俩字："恐怖！"又说："没学会钢琴是个遗憾，但没有失去自由，值得庆幸。"

感悟：父母无形中会有一种心理优势：我生你养你，你得按我的要求做。因此从表面上看，父母对待孩子像"小皇帝""小公主"一样，但在他们心里，并不一定承认子女的平等地位和个人选择的自由。正是这些传统思想造就了许多粗暴的父亲。

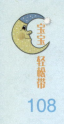

避免粗暴，要用更智慧的方法对待问题，先要做到的便是尊重孩子的未成熟状态，尊重孩子选择的权利、犯错误的权利。

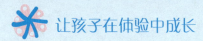

让孩子在体验中成长

我始终认为"宽容高于惩罚"。

女儿上初三时的一个星期六，说要去庆贺同学生日，并在那儿吃晚饭。说心里话，我不愿意她晚上出去，可体谅她对友情的珍惜，且答应人家，不好爽约。所以，我装作平静地同意了，并与她约定晚上 8 点在地铁站等她。

那是个寒冷的冬天。我准时赶到地铁站，不料，等了一个小时，也不见她的身影。我又担心又气愤。我伸长了脖子，冻僵了身子，心里却火烧火燎。她如果出现，依我之烈性，有可能一脚将其踹出几丈远。

又过了 20 分钟，女儿终于出现了。隔着好远，就听见她急促的喘息声。显然，她是跑着冲出地铁口的。就在那几秒，我猛然醒悟过来，使劲克制住自己的情绪。

我平静地说："回来啦。""对不起老爸，我回来晚了。"女儿一脸愧意，边走边解释。原来，那位同学家又远又不靠近车站，女儿去时迟了，人家不让早走，回来时又找不着车站，等车又倒车，折腾下来就害苦了我。

我笑着说："没关系，谁都会碰上特殊情况，回来就行。"我又与她分析，同学过生日，选在中午比较好，否则多让人着急呀！大夜里东奔西走也不安全，岂不扫兴？女儿听了连连点头。父女俩的感情一下贴近了许多。

感悟：宽容是一种智慧，是一种特殊的爱，是一种胜过惩罚的教育。严父的宽容让孩子更难忘。

其实，孩子犯错常与生活经验不足有关。成年人务必给予理解，作出合理的分析，而不宜夸大问题的严重性。孩子犯错后，往往会后悔自责，这正是接受教育的黄金时刻。此时，以宽容之心同其剖析事情原委，孩子可能会字字入心、声声入耳。

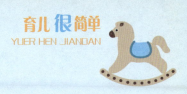

 ## 学会表达父爱

孩子需要的是一个能摸得着、看得见的爸爸，一个体贴的爸爸。被誉为 20 世纪伟大心灵导师和成功学大师的卡耐基先生曾在书中深情地回忆自己的父亲：

5 岁那年，父亲给我买了只黄毛小哈巴狗，我给它取名叫蒂彼，它是我童年的光明和欢乐。蒂彼一直陪伴了我 5 年。后来，在一个悲惨的夜晚，它被雷电击死了。我难过极了。父亲没催我吃早点，也没提醒我该上学了，而是默默地拿着一把铁锹，并用手拍拍我的头，让我抱着蒂彼的尸体来到后花园。

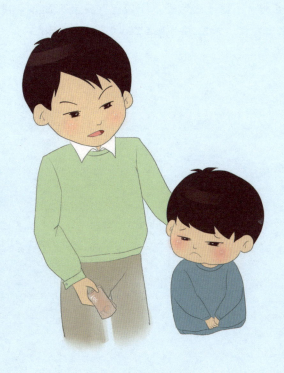

　　父亲默不作声地为蒂彼掘了个墓穴，然后将它的尸体庄重地放在墓穴内。他为墓穴遮了些土后，把铁锹递给我说："我知道你喜欢蒂彼，你亲手给它筑墓，心里也许会好过些。"

　　将蒂彼埋葬后，我心里好受多了，对父亲充满了感激之情，他洞悉我内心的忧伤。我把铁锹扔到地上，紧紧抱住父亲。父亲和蔼地抚摸着我的头说："你能这样做我很高兴。蒂彼爱过你，你为它伤心是很自然的。"

　　父亲如此体贴我，使我感觉到，他的心是和我的心连在一起的。他关心我，我的喜怒哀乐也是他的喜怒哀乐。

　　感悟：生活中，有太多父亲不敢表达爱。有些父亲是受限于严父的偏见，往往把父爱隐藏得很深，深到幼小的孩子无法感知。

　　有更多父亲不善于表达爱，比如有些父亲习惯以金钱表达爱，以为满足孩子各种需求，甚至不合理的需求就是爱，这是不对的。

（中国青少年研究中心副主任、研究员　孙云晓）

做个"听话"的父母

在大人眼里，只有听话的孩子才是乖孩子、好孩子。其实，在孩子的眼里，也是一样，只有听话的父母才是好父母。

我有不少书放在儿子房间里，每次去找书时，总是蹑手蹑脚，怕影响他学习。有一天，我又去找书，没想到，儿子突然对我说："爸，你能不能把脚步走响些，轻手轻脚的，总把我吓一跳。"他说这话时，正合上一本笔记。

我虽然口头答应，但心里对那本笔记还是产生了怀疑。那笔记里能有什么呢？竟让他吓一跳。

出于好奇，孩子上学后，我翻看了那本笔记，发现里面都是《野性的呼唤》中一群狗的名字，我这才想起儿子看书有写笔记的习惯，肯定是《野性的呼唤》中的狗太多了，名字又都是外国名字，不好记，就把它们随手写在本子上了，利于区别，利于阅读。我冤枉儿子了。

从那以后，在儿子面前，我变得非常"听话"，儿子的心情好多了，学习更是大有进步。

他不让我送他去上学，怕同学见了笑话，我就偷偷地"送"，不让他看见，不让他知道。于是儿子每次放学回来，总有一种成就感。

儿子一直不愿意参加任何补习班，我都尊重他，什么也没给他报。但有一天他突然对我说，要参加英语补习班，于是给他报名了。很快，他的英语成绩就上来了。也许，这就是你要他学和他要学的根本区别。

感悟：有时，听孩子的话，比让孩子听你的话更有用。

（安徽省阜阳市　刘绍义）

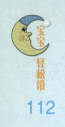

与孩子斗其乐无穷

"为什么你回家能看电视，而我不能看？""《未成年儿童保护法》说你以后不能打我了"……你的孩子对你说过这些吗？你怎么回答的？下面分享我和儿子"斗法"的几个小故事。

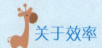
关于效率

自打儿子上了小学，接他回家的第一件事永远是督促他完成作业。但我从不在旁边看着，更不关心他写作业的时间及作业的对错。因为这不该是我的事，是他和老师的事。

但奶奶不这么以为，她常常端坐在孩子身边，时不时地还"指导"一下，以免孩子得了低分或"被找家长"。我对守在儿子身边的奶奶说："妈，你先出去，别'打扰'他学习。"

奶奶不平地说："我打扰他？你看你儿子多不自觉，边写边玩，这么长时间就写了那么点儿。"我坚持让奶奶离开孙子，让他"随心所欲"。

两个小时过去了，儿子"疲惫"地从屋里出来。我问他："写完了？""嗯。""我看看。"

他拿来两个作业本，一个算术，一个语文。我让他把今天做的所有作业指给我看，然后，我再让他拿两张白纸和一支笔，我按照他们的作业重新做了一遍。10分钟后我"完成了作业"。

我问他，"我10分钟写完的作业，你为什么写两个小时？""我写得慢。""好，你小，写字慢，不会算。所有这些都算上，再给你3倍时间，你也该在40分钟写完呀！剩下的1个小时20分钟你干吗了？或者，我去问问你的同学，他们用多长时间写完？"儿子无语了。

我接着说："你什么都能欺骗，但你欺骗不了时间。"

从此，儿子每天回家先写作业。尽管他还会玩，还不情愿，但毕竟懂得了我是能通过计算时间来确定他的"效率"的。

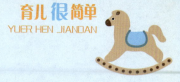
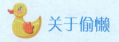 ## 关于偷懒

一天，儿子突然从写作业的屋子出来，认真地问我："爸爸，为什么你下班就可以看电视，我回来就得写作业？"

我故作惊讶地说："唉，你这个问题提得不错。为什么呀？要不，咱俩换一下吧，我替你写作业，你替我看电视。"

"好呀"，他高兴得都快蹦起来了，"咱俩换。"

我进了他写作业的屋子，关上门。想象得出来他看电视有多高兴，多得意。坐了几分钟，我从屋里走出来，似乎想起了什么，对他说："对了，我忘了一件事，咱俩以后就这样换吧。明天你替我上班，我替你上学。"

"那不行。""为什么？""我上不了班。我没长大。"

"哦，那就是说你干的事我能干，我干的事你干不了？"

"……"

"那你就不能替我看电视，还是应该写作业。"

他默默地进屋了。我心里这个得意：赢了。

 ## 关于惩罚

另一个小故事发生在儿子上二年级时。学习《未成年儿童保护法》的他回来对我说："爸爸，你以后不能打我了，打我犯法，《未成年儿童保护法》说了。"

"是吗，是这么说的吗？""老师这么说的。"

"哦，你们老师说没说杀人犯法呀？""当然犯法。"

"哦，那怎么还有人被枪毙呀？枪毙人是不是杀人？"

"……"儿子说不上来。"为什么？"我问。

"他们犯罪了呗。"儿子灵机一动。

"所以呀，因为他犯法在先，然后受到了惩罚。你不犯错误我打过你吗？"

"没有……"

"这不就是啦，你别犯错误，我也别打你。"

感悟：和孩子斗智斗勇真的是既费神又享受的事情，能提高家长的应变能力。

（清华大学北京清华医院　王　仲）

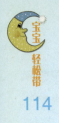

儿子，咱们一起慢生活

我是个急脾气，偶尔露的不是峥嵘是暴脾气。

但我总能为自己开脱：人心不坏，缺这点修养没啥。工作上发脾气，有领导同事担待，我也不是故意的，事后认错呗。家里都是至亲，发发脾气还显得自己更重要呢！

有了儿子，以为可以继续牛气冲天、虎虎生威。他是我亲手打造的新新小男人，岂能不容我？

期待总是美好的，现实总是残酷的。

小孩子那种原始的任性，脾气比大人还暴，我根本没法向他解释，妈妈不容易，妈妈多辛苦……

谁为我找个台阶下啊！环顾四周，只能自我安抚赶紧换个方式吧，开始一种慢生活。

 ## 抱一抱：感受"被关怀"

问题：怀孕前两年，我基本上是走路上下班。休完产假上班，一下班真想插个翅膀回家，觉得在路上耽误一分钟都是犯罪。但挤完公交车，回家就闷得慌，拧紧眉头，一句话都不想说。

有段时间，我们娘俩见面的场景是这样的：他满脸期待地呼扇着小手，我一脸疲惫地摆摆大手："妈妈真的很累了，你自己玩吧！"

儿子开始还哭，后来，人家可想开了，我回家和他打招呼，连头也不抬该做啥还做啥。

求教：一位资深爸爸反问我："你看看你自己是不是爱搭不理的样子，孩子都是家长的镜子。"照照镜子，我还就是一副这样的脸。

慢慢来：我现在回家是"三三制"，走1/3路，坐1/3车，再走1/3路，把不好的心情在路上疏散掉，回家脱下外衣先和孩子来个"狗熊式"拥抱。

为避免他来了激情亲吻我脏脏的脸蛋，我就把头埋进了儿子的小胸怀里。甭说，还挺温暖的。而且他的小胖手刚好拍到我的肩膀，顿时感到被爱护、被期待，不错，有感觉。建议新妈妈们也试试这样"被关怀"。

数脚丫：暂时休战吧

问题：儿子一扭一扭进厨房，后面是我的雷声轰鸣："出来！不许进厨房。"开始他还停一步慢一拍，后来整个一个微缩版的矫健步伐。

我三蹿两蹦，进厨房揪住领子把他提溜出来："哭吧，男人也得学会发泄！"赌气就此开始，反正你总是要哭，我索性先发制人。

求教：做过小学教导处主任的妈妈给我个咒语让我常念叨："他急你别急，你急他更急。"做过幼儿园园长的小姨给我个锦囊："你和他说了三句话都不见效就别再说第四句了，他的'心'已经关上大门了。你要再唠叨就是自己找气生。"我的一个心理医生建议：想发火，不妨先摸摸孩子小脚丫，这是一种静态的交流。

慢慢来：我一个人在公园里反思，突然灵光一闪。儿子爱唱歌，以后和他说不通时我就唱《我爱你，中国》《世上只有妈妈好》《春天在哪里》……

唱歌前，先脱掉儿子的小袜子，再一个一个地数脚趾头，边数边唱。哈哈，奇迹出现了，儿子一下子甩掉了战袍，一边笑一边呼扇着小巴掌。我捏住他的小脚丫说，飞了，飞了。其实，是我的深仇大恨飞了。

拉拉手：一起想明白

问题：儿子喜欢吃小西红柿，囫囵吞枣似地一口一个。吃了10来个，不行，该叫停了，没收！他大哭不已。我说，妈妈为你好，今天吃多了，明天就该吃药了。儿子还是哭，我给他屁股几巴掌，他哭得更凶了……

求教：一位当爸爸的同事对我说："大人会把不满藏起来，但孩子不会。不会说话前，哭是他唯一的表达方式。"一位心理专家也说：哭，是孩子思考进行时，做妈妈的要容得孩子去思考，最好的办法是拉住他的手，告诉他，妈妈理解你。

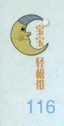

慢慢来：刚开始，我觉得自己跟狼外婆似的，先来个深呼吸，再屏住气，假惺惺地拉住儿子的手说："儿子，我们一起慢慢想明白吧！你是小孩子，也挺不容易的。"然后，郑重其事地盯着他的眼睛，要同舟共济似的。儿子也看着我，一会儿就不哭了。嘻嘻，我又成功了一次！

（李海清）

孩子撒谎，别急着揭穿

儿子放假独自在家。当我在单位看到 QQ 显示在别处登录时，我知道他把家中电脑打开了。而他一直没接收我发的离线文件，我就知道，他在玩游戏，于是电话拨了过去。

"儿子，在干吗？""写作文！""写多少字了？"虽知他在说谎，但我不想揭穿他。"300 多字！"儿子掷地有声，但我心里感到很冷。

挂了电话，儿子的 QQ 立即一闪，上线了，随即显示他接收了我发的离线文件。我明白，现在他才开始"工作"。

儿子随即敲来几行字："我怕他们打扰，隐身了。""我希望你诚实。""真的！"

儿子口中的"真的"，真不了。但那层窗户纸我不想捅破，其实儿子也知道我洞悉了整件事。只是，他为了维护自己的点点自尊，不承认罢了。而对我来说，让他知道我的怀疑，就足够了。

果然，半小时后他告诉我，已敲了 2000 字，要在平时，他根本不可能写那么快。我知道，他在弥补，在加油。如果我刚才揭穿他，或许效果来得不如现在好。

感悟：教子就像是养花，需要润物无声。有些事情，孩子并非不懂，而是需要自己去体悟，去改正，去弥补。而家长，要做的就是适时提醒。

（山东省东营市　巴述丽）

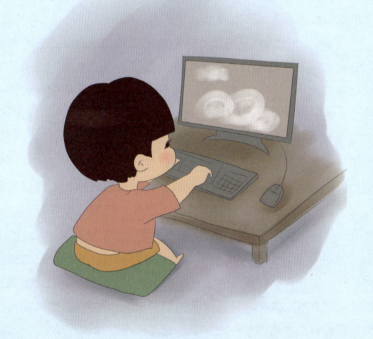

因放养而成功

　　9 岁时，她就和朋友一起策划并成功实施"变油脂为燃料"（TGIF）方案，被美国有线电视新闻网（CNN）评为 2012 年度"青年奇才"，曾两度接受美国总统奥巴马接见。这位传奇的小姑娘名叫林心瑜，花季少女，来自美国罗德岛州，父母来自中国台湾。初见林心瑜，就被她的小麦色皮肤和阳光般的微笑所吸引。

　　"丰富的户外生活以及与大自然的亲密接触，对心瑜的成长非常有利。"心瑜的爸爸林嘉生介绍，他们在美国过的是"乡村"生活，罗德岛州人口密度不大，有大片的农场、牧场、海湾。心瑜从小就和哥哥以及其他小伙伴一起在田野、森林里玩耍，一点也不娇气，性格也活泼大方。

　　"在美国，很多孩子都是这样成长起来的，我觉得很好。当初我从中国台湾来到美国，就是不想让孩子再跟我一样过着城市里钢筋水泥、地铁电话的生活，而是要给他们一个能够释放自己天性、自然成长的环境。"据悉，心瑜一直多才多艺，吉他、钢琴、滑雪、游泳等都是她喜欢并拿手的项目。而她的哥哥也成功考入世界名校斯坦福大学。

　　被"放养"长大的林心瑜非常喜欢科学等科目，不仅观察力敏锐、创造力了得，还非常具有行动力。9 岁时，小心瑜看到一则说当地的一些贫困居民无法负担取暖费的新闻，"真的很想帮助这些家庭，想做些什么"，她就和自己的好朋友组成了一个团队，起了一个名字叫作 TGIF，也就是 Turn Grease into Fuel（变油脂为燃料）。

　　他们从餐馆和居民家里收集废弃的油，然后把它提炼成生物柴油，最后再把这些生物柴油提供给那些有需要的家庭。迄今为止，心瑜的团队已经为 210 个贫困社区的家庭提供燃油取暖。

　　据了解，TGIF 的小队员们刚开始和餐厅的负责人沟通时，也是很害羞的，甚至被人赶走过，但他们还是坚持了下来，几乎问遍了当地所有的餐厅。林爸爸说，心瑜非常清楚自己的梦想，且愿意为之付出努力，这也是她成功的一个重要原因。

专家点评：著名早教专家林怡

从小心瑜成长的历程中，我看到了一个最为闪光的词"放养"。放养，使小心瑜有了更多自我成长的空间，而这正是我们这个时代绝大多数孩子严重欠缺的。我们给予孩子的照顾太多，给予孩子的指导太多，对孩子有太多担忧，面对孩子成长过程中的各种阶段性问题，我们内心充满了焦虑、恐惧，而所有这一切，映射的是我们不够强大的内心。

父母内心不够强大，自然不敢放手。父母不敢放手，孩子自我成长的需求与机会被剥夺，他们无可避免会变得依赖、胆怯、娇气、畏缩……

不仅如此，我们还自以为是地强加给孩子太多，以各种课外班、兴趣班填塞他们的时光，让他们不堪重负。这样的养育环境，对孩子束手束脚，他们怎么可能茁壮成长呢？为了孩子，学校要减负，家庭一样需要减负。

（董　蕊）

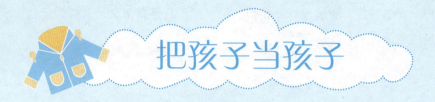

把孩子当孩子

女儿上一年级后，读书有些吃力，常被老师留校，我被喊去"研究"几次后，也努力坚持辅导她学习，但总不见效，两次三番后，我的火气猛地蹿了上来，狠狠批评了她，也许是从未见过我发这么大的火，女儿啜泣起来。

刚好母亲打来电话，一番寒暄后就问到女儿的情况。我一五一十将她的"劣行"讲给母亲听，末了，我不停叹气，大有"孺子不可教也"的架势。

母亲听我说完，倒没和我一个鼻孔出气，而是笑着说："她还是个孩子，你得把她当成一个孩子。再说，你像她这么大的时候，还不如她呢，一个'2'都不会写，差点把我急哭。送你去学校，得在教室外面陪着，看不见我就大喊大叫。"

不是母亲说，我倒真忘了。可能生性愚钝，读一年级时我还跟不上班，父母忙完一天的农活，还要陪我挑灯夜战，在父母的耐心教导下，小学 5 年级我开始在学业上崭露头角。我的记忆里，全是后来那些众星捧月的日子，哪记得先前曾经也是个不折不扣的"傻孩子"。

感悟：这样一比较，我突然觉得我是冤枉孩子了。在孩子的成长路上，我们需要给孩子一点时间，而不能以大人的眼光要求她。我决定，从今天起，把孩子当成孩子，陪她一步一步慢慢走。

（湖南省常德市　刘 希）

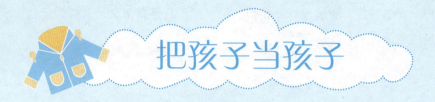

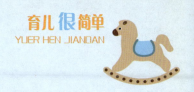

让孩子适当遭点罪

女儿自小不爱锻炼，身体一直不好，常跑医院输液，俩手都快扎成筛子眼了。上小学后，爷爷奶奶心疼她，让她住奶奶家，步行5分钟就到学校了。

这下好了，女儿晚上看电视到12点，学校8点半上课，快8点了还在被窝里躺着。慢腾腾起床，爷爷奶奶一个拿书包，一个伺候洗漱，浩浩荡荡去学校。就这样，她还三天两头感冒，动不动就得肺炎。

我说，这回病好了，跟我回家吧，早睡早起，坐公交车，顺带锻炼身体。爷爷奶奶当场反对，还是那句：怕孩子遭罪。我说，咱先试验一个月，看看效果。

就这样，我俩每天6点半起床，洗漱，吃早餐，往公交站赶。女儿一改以往懒散的毛病，晚上看会儿动画片，就写作业，9点半准时睡觉。出来得早了，到学校还能和伙伴们一起踢毽子、跳绳。一个月下来，饭量长了，身体也结实了，而且养成了良好的作息习惯。

这不，前几天降温，班里好多同学都感冒了，她一点事都没有，连她自己都感觉神奇，直冲奶奶夸口："这个月我就没咳嗽几声，还是我妈的办法好。"我的试验成功了！

感悟：谚语说：要想小儿安，三分饥与寒。其实家长也不是不知道，但总心疼孩子，狠不下心来。其实，适当让孩子遭点罪也不是坏事，既锻炼了身体又增加了免疫力，还养成了良好的生活习惯，更利于孩子的成长。

（天津市北辰区　王雪梅）

巧编故事劝女儿

　　帮女儿整理书包时，我发现多了个自动卷笔刀，价格不便宜，不可能是她自己所买，我想，她一定是趁同学不注意，做了"顺手牵羊"的事。

　　我压低火气问女儿："这个卷笔刀怎么来的？"从她慌张的神情中，我更加肯定了自己的判断。但她咬定是放学路上捡的，我只好劝她："捡到的东西也要交给老师。"

　　孩子还小，根本不知道偷的概念，顶多是好奇，但必须得防微杜渐，怎么能让她明白呢？晚上临睡时，女儿央求我讲故事，我灵机一动，不妨将今天的事编在故事里，看效果如何。

　　女儿喜欢猫咪，自称是乖巧可爱的小美猫。于是我讲道："从前，有只小花猫，乖巧懂事，但是有一天，她见隔壁小黑猫捉到一只大老鼠，特羡慕，于是趁小黑猫出去玩时，将老鼠偷了过来。但这事很快就被大家知道了，就都不跟它玩了。"

　　起初女儿还挺兴奋，后来就一直低着头。我知道她听明白了。于是接着说："小花猫很孤独，意识到不该拿别人的东西，于是它鼓足勇气向小黑猫道歉，并归还了大老鼠，朋友又都来找它玩了。"听完，女儿眼睛一亮，笑了。

　　第二天，女儿回家兴奋地对我说："妈妈，我把卷笔刀还给妞妞了，还跟她说了对不起，她说没关系，我们还是好朋友呢！"看着女儿舒心地露出笑容，我心中那块石头才终于落了地。

（湖南省常德市　刘　希）

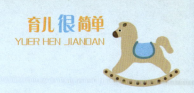

给儿子写封郑重的信

湖南娄底的花鼓剧团有一场演出，花鼓戏是儿子铁头的爷爷奶奶最喜欢的地方戏，平时北京少有演出。机会难得，我找了3张票，叫了一辆车，想赶在铁头幼儿园放学回家前带着老人出去看花鼓戏。

那天，家里还有大娘在，她表示照顾4岁的铁头没问题，但我心里还是有点打鼓，因为平时都是我和爷爷奶奶在家陪他，我决定给铁头写一封信。

大娘说："不用不用，就说你去上班了呗！还写什么信！"

我坚持自己的想法，找到一张硬卡片，字写得很大，一笔一画都很清楚。我想让儿子拿到手上看时有一种很硬朗的感觉。"铁头：妈妈带着爷爷奶奶去看花鼓戏了。你在家要听大娘的话，好好吃饭，不要光看电视，早点睡觉。妈妈爱你。祝你开心！"

那天，看完戏到家时已经晚上11点了。大娘迫不及待地向我报告铁头晚上的表现。她说，铁头对我的那封信很感兴趣，让大娘连着读了两遍，自己还看了半天。有了妈妈手谕，他一晚上都很乖，积极吃饭，看了会儿电视，按时洗漱，主动睡觉。

大娘对于我的那封信赞叹不已，觉得我特别了解铁头的心理。我告诉大娘，孩子是有独立思想的人，你尊重他，他就会尊重自己，就有了自我约束的能力，因为这里面有妈妈的期待。

郑重地与孩子交流，郑重地对孩子表达感情，是当父母的必修课。

（李桂杰）

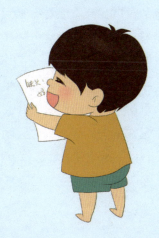

代表委员的妈妈经

她们是"两会"代表、委员，有歌唱家，有医生，有作家，她们也有个共同的角色——母亲。她们不仅在事业上十分出色，在母亲的角色上，也同样优秀。她们是一群工作繁忙的女性，也是一群充满智慧的女性，让我们听听她们的"妈妈经"。

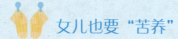

女儿也要"苦养"

女儿在英国伦敦大学玛丽女皇学院法学院攻读法学博士时，获得英国教育部海外研究学者奖学金和史密斯研究学者奖学金。

都说儿子要穷养，女儿要富养，被评为 2008 年"全国十大杰出母亲"的韩雅玲却对女儿从小"苦养"，她说："越是生活条件好，越应该让孩子多吃点苦头。"

从女儿两岁起，韩雅玲先后三次外出求学，离家时间前后近十年，但她从来没有放松过对女儿的教育，坚持每个月给女儿写两封信。

那时候她会把探亲假分成三四次休，定期回家看女儿，有时在家的时间还没有坐火车的时间长。她一下车，第一件事就是到学校站在女儿教室的窗口，偷偷地看一眼女儿。有一次，看到女儿衣服上有个破洞，她流着泪回了家。此后每逢外出学习，她都要备好一家人各个季节的换洗衣服。

女儿是 80 后，生活环境相对优越，她一直注意对女儿的"吃苦教育"。考大学时，韩雅玲说服女儿放弃在自己所在的城市上学的想法，让她报考了远在重庆的西南政法大学。女儿结婚时，韩雅玲没办酒席，只送了女儿一条不足千元的项链作为礼物。

女儿继承并养成了自强不息的吃苦精神，在学业上十分出色。

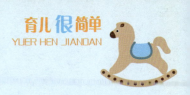

 ## 女儿从小学礼仪

全国政协委员、新疆医科大学附属医院口腔科主任医师阿达来提的女儿在中央民族大学当老师。

作为连续两届的全国政协委员，有着繁忙的工作和社会活动，阿达来提对女儿除了亏欠外，更多的是骄傲。目前已是大学老师的女儿，不仅容貌美丽，更是一个知书达礼的姑娘。

在阿达来提任新疆医科大学附属医院副院长那些年，幼小的女儿总是乖顺地注视着母亲忙碌的一切，一点一滴去学习，学会了干家务。阿达来提说："女人应该让家里充满香气，尤其是美味的饮食，所以维吾尔族女孩从小要跟着母亲学习这些。"

阿达来提说，维吾尔族的父母很重视风俗礼仪的传统教育。她的女儿女婿这方面都做得很好，比如不在长辈面前抽烟、喝酒；不在长辈面前做亲昵的动作；比自己年龄大的人进了门，不管是在家中还是在公共场所，小辈都要问候、让位。

 ## 多和孩子走一走

全国政协委员、武警总医院眼科教授吴海洋的女儿与母亲是无话不谈的好朋友，目前在国外工作，把自己的生活处理得很好。

吴海洋很自豪地说："我和女儿是无话不谈的好朋友。"

因为遗传，女儿从小学4年级就出现了近视，这让她感到无奈和愧疚。因此，为了缓解孩子的视力疲劳，也是为了不让学习过度紧张，她每个周末一定会抽时间，带着女儿去郊区或公园里走一走，这个时候是母女间最好的沟通机会。

女儿从小就与母亲无话不谈，随着慢慢长大，郊游的同伴渐渐被同学、朋友取代。但是吴海洋与女儿良好沟通的基础已经稳固地建立，母女俩可以随时谈心。现在女儿在国外工作了，把自己的生活处理得很好，与母亲的亲密感却一点都不少。

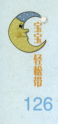

吴海洋说，很多家长常觉得和孩子难以沟通，实际上不是孩子故意跟家长过不去，也不是家长"文不对题"，而是与孩子沟通的时间和场合不对。她建议家长们，建立融洽的亲子关系，可以定期一起散步，或者一起看电影，总的原则就是要创造一种轻松、自由的环境，可以让孩子敞开心扉。

 ## 给儿子布置各种作业

谈起优秀的儿子时，全国政协委员、歌唱家万山红说："孩子优秀有一定的偶然性，因为我工作非常忙，平日陪他的时间并不是很多；但也有一定的必然性，因为我总是会留给他各种各样的任务，锻炼他的自主能力。"

她常常对年幼的儿子说："妈妈要出去了，回来的时候希望能够看到你的小屋收拾得干干净净、漂漂亮亮的。"每当这个时候儿子总是嘟着嘴，一脸无奈，但还是会去完成任务。

儿子的"作业"有弹钢琴、收拾房间、洗衣服、买东西，她会根据儿子的年龄让他独立去做各种事情，锻炼他的自立能力。"有时候，孩子做事情总不是那么完美，但是家长不要批评他，不要认为还不如自己去做，否则很容易伤害到孩子的自尊心和自信心。"

慢慢地，儿子的房间整理得井井有条，衣柜收拾得干干净净。

万山红还会有意识地培养儿子独立思考的能力，一件事情，她会让儿子先说说看法，自己再和他交流。

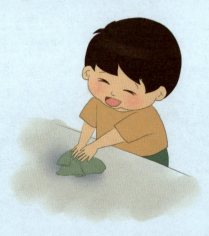

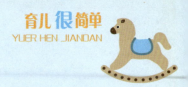

前不久，儿子为100多人的艺术团担任主持到外地演出，回来后和妈妈交流艺术团里每个部门的工作作风、人们的交流方式、自己的得失等问题。看到儿子很有心地观察周围环境，万山红内心非常欣慰。

长大之后的儿子，有时候会抱怨妈妈强制他参加各种学习班，导致自己的童年过得并不快乐。万山红说："孩子说得有道理，家长在人生观上对孩子要进行一定的引导，但是在兴趣方面，还是任由他们自己选择，童年就应该快乐地玩。各种学习班、补习班，能够起到一定的熏陶作用，但对于一个孩子将来的发展而言，并不起决定的作用。"

常给儿子泼泼冷水

说起儿子，全国人民代表大会代表、歌唱家宗庸卓玛第一句话就是：委屈。

从小，宗庸卓玛要儿子"把心思全部用在功课上"，不让儿子练唱歌。可儿子扎西顿珠因为太喜欢唱歌了，只好每晚熄灯后在被窝里偷偷练唱歌。

儿子上初一时，宗庸卓玛去美国访问演出一个月，回来后邻居告诉她家里出了小歌星，儿子在学校歌唱比赛获了大奖。宗庸卓玛这才知道儿子偷偷苦练唱歌的事。在某公司的庆祝演出上，13岁的小扎西正式在妈妈面前登台演唱，一曲《向往神鹰》震惊四座，在场的才旦卓玛和众歌唱家纷纷给他献哈达。

儿子开始参加一些唱歌比赛，宗庸卓玛仍给他泼冷水："必须把精力全部用在学习上。如果影响了学习成绩，只能说明你不行。"扎西顿珠领受了母亲的激将法，他必须努力学习给母亲看，他不愿意做"不行"的孩子。

最终儿子高分考取宗庸卓玛的母校——上海音乐学院，并且选择了让她赞赏的音乐剧系。

上了大学，一边演出，一边读书，但是宗庸卓玛从来不放松对儿子用心读书的要求。到了大学二年级，是扎西演出人气最旺的时候，但是，每到考试的复习阶段，为了不影响成绩，再难得的演出机会，扎西也会放弃参加。

没有养出一个浮躁的儿子，这是宗庸卓玛最欣慰的事。扎西顿珠对健康时报记者说："永远感谢妈妈给我泼冷水，让我踏踏实实做人。"

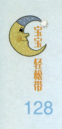

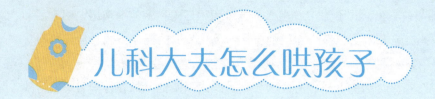

儿科大夫怎么哄孩子

面对恐怖的针头和压舌板，面对身边一起哭喊的小朋友，哪个小患者心中不是充满着恐惧和不安？儿科大夫都用什么妙招让孩子们在最短的时间内安静下来好好配合呢？其实这些高招，对家长们揣摸小家伙的心理也很有帮助。

法宝一：抱到一旁喂点吃的

原理：利用孩子爱吃的本能

吃东西是孩子的本能，遇上实在哭个不停的孩子，儿科大夫朱小燕会让妈妈把孩子抱到一边，喂一下奶，从心理上给予安慰，吃完奶后的孩子就会安静许多，再进行诊查就方便多了。

家长可借鉴：带孩子出门，包里最好装点吃的喝的，即使在他不那么饿的时候，有好吃的，也能缓解一下孩子的紧张情绪。还有的专家说，在带孩子出门前，最好让他吃饱喝足，因为，饿着肚子的孩子更容易情绪不安。

法宝二：打打电话照照镜子

原理：转移孩子注意力

"宝宝，我们来打个电话，好不好？"一名3岁左右的儿童因为发热来就诊，朱小燕拿起手中的听诊器，在孩子面前晃一下，原本一直躲在妈妈怀里哭的孩子好奇地看了一下听诊器的听筒，咦，这位阿姨手里拿的是个什么东西啊？随着新鲜事物的出现，被好奇心驱使的孩子立刻忘记了自己到底为什么哭了，乖乖地安静下来。完成了基本的问诊后，朱小燕就可以认真地询问病史了。

对年龄再大一点儿的孩子，比如四五岁的孩子，朱小燕就会给他们"照照镜子"（听诊器的反面很光滑，类似于镜面）。"阿姨这儿有面镜子，

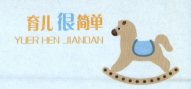
我们照一下，看看你漂不漂亮？"

　　家长可借鉴：孩子好奇心强，注意力易分散。即使他正感到紧张或者害怕，只要有有意思的东西，就能马上顺利地把他的注意力转移开。所以家长不妨在育儿过程中利用这个特点，用突然出现的新生事物来分散孩子的注意力。

 ## 法宝三：面带笑容声音小小

原理：拉近与患儿的距离

　　朱小燕说，虽然医学是严谨的科学，但这不意味着要绷起脸、一脸严肃地给患者看病，尤其是对小患者。轻柔的声音、温和的面容，一下子就从心理上拉近了和孩子的距离，避免了孩子一看到穿白大褂的医生就心生恐惧和排斥。朱小燕说，其实孩子有很强的观察力。当孩子哭闹时，大吼大叫远远比不上放低声音有效。孩子哭闹不止，这时大人再声如洪钟，也无异于"火上浇油"。大吼的一瞬间，孩子可能会暂时安静下来，但是随即肯定会哭得更厉害。

　　家长可借鉴：当孩子大声哭闹时，家长别仗着自己个儿高力气大，就非要用盖过孩子的音量来解决他的哭闹。事实上，你的声音越小，孩子越能安静下来，因为他虽然在大声哭喊，但也是想听清楚你在说什么。所以，下回试试这个办法：用你温柔的声音安抚孩子的暴躁与不安，即使当时你也很生气。毕竟，你是成年人了，应该比他理智得多不是吗？

（《健康时报》特约记者　杨　丽）

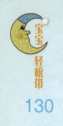
中医大夫育儿心得

　　年轻漂亮的针灸科吕沛宛医生在河南省中医院拥有众多"粉丝"，即使是医院的工作人员生了病，都爱找她讨教点小方子。刚当了妈妈的更喜欢有空围着她转，听听她有什么育儿心得与诀窍。吕沛宛说："其实育儿是一个仁者见仁智者见智的事情，我的观点是让孩子健康快乐成长，能养成好的生活和学习习惯，让孩子在快乐成长的同时开阔视野就可以了。"

衣着篇：小手凉未必穿得少

　　家长们其实都明白，"要想小儿安，常带三分饥与寒"，但是每当给孩子穿衣服时又身不由己，再加上实在也搞不清楚孩子穿多少合适，所以总是很纠结。有些人判断孩子冷暖都习惯于摸他的手，根据小手的温度高低来断定孩子是热还是冷。实际上，虽然小孩的手发热能表明体温偏高，但是小手发凉，却并不一定意味着孩子冷。小孩的手有点凉是正常现象，所以，建议家长依据小孩的后颈背的温度来判断他的冷热，如果后颈背发热出汗，那才是说明他过热。此外即便是夏天，晚上睡觉也尽量不要开空调，如果开空调，温度也不宜过低，否则宝宝极易生病。另外，天气再热，也不要让小孩露着肚皮和光着双脚，要给他穿个肚兜和棉袜，以免着凉。

咳嗽篇：加床被子不用吃药

　　我的孩子特别容易咳嗽，特别是喝冷饮后。小时候和我一起参加朋友聚会时，他就要喝那些碳酸饮料。不让喝的话，他又哭又闹，面子上不好看；让喝的话，每次只要一喝饮料，第二天一准咳嗽。记得有一次咳嗽了半个多月，什么方法都用了就是没效果，后来我就用本科室冬病

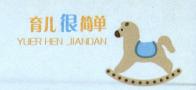

夏治的膏药贴在宝宝肺俞穴上，咳嗽还真好了！后来我想是因为我的孩子是寒性体质，而膏药补阳。我自己也有体会，每当我自己咳嗽时将膏药贴到以下几个穴位：大椎穴（补阳）、天突穴（止咳利痰）、双太渊穴（补肺）、双足三里穴（强身健体），1个小时后局部渐渐发热；2个小时后全身开始发热，咳嗽停止；3个小时后，身体如被阳光笼罩，暖乎乎的。

　　还有一次，因为气温下降，孩子又咳嗽了，我想到孩子是寒性体质，可能是晚上睡觉冻着了，所以就给他加了床厚被子，没想到第二天咳嗽就好了，这让我有了一种"不是只有药才能治病"的感觉。建议家长在孩子咳嗽时，如果肺部没有炎症，不要总想着用药，应该考虑一下外部因素。

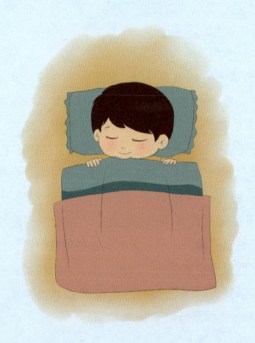

 情绪篇：心情不好脾胃失调

　　孩子3岁后上幼儿园，当时这个幼儿园很有名气，据说有的孩子在幼儿园毕业后就能看报纸了。但我后来对把宝宝送到那所幼儿园一直非

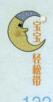

常后悔。因为孩子上幼儿园之前很活泼、求知欲特别强，可上幼儿园约3个月后，不对劲了：反复感冒、腹泻，每次用药后好了半个月又开始反复，求知欲也在下降，你问他一件事，他会当没听见，将头扭向一边。也就在这个时候，我决定不再给孩子用抗生素了，发热就用柴胡口服液，如果咽痛就配清热解毒口服液。用中药后他不再像以前那么频繁地生病了，大约1个多月才生一次病。再后来我干脆直接给孩子用中药散剂，孩子的体质越来越好了。后来我常常自问：为什么孩子在进了幼儿园之后频繁生病，求知欲下降？大概还是与情绪紧张有关，那所幼儿园总是强迫小孩子学习，导致孩子情绪紧张，影响到脾胃的吸收功能，脾胃一失调，各种疾病就接踵而来。所以，不要以为小孩的情绪无足轻重，它直接影响到身体健康。

吕大夫小叮咛：

1. 每个孩子的体质不一样，病因也不一样，家长不要擅自给孩子用药，应请正规的医生确诊后，根据体质辨证施药。

2. 感冒的孩子要特别注意避风，不要出去见风，减少家里的对流风，注意保暖，有时在家待一两天就好了。孩子脏器清灵，只要外避邪气，一般小儿都能很快恢复，不要打个喷嚏、流点鼻涕就急于上诊所。

3. 孩子感冒期间清淡饮食很重要，别在感冒症状刚刚消失时，就急于给孩子做好吃的，尤其喜欢做油腻、高脂肪食物，想要把生病这些天的营养都给补回来。孩子这时候的胃肠功能可能还没有完全恢复，这样做会给胃肠增加负担，适得其反。

4. 古人云：数子十过，不如奖子一长。每个孩子都或多或少会有一些缺点，家长不要总拿自己孩子的缺点和别人孩子的优点来比，这样容易伤害孩子的自尊心，尤其是不能当着外人的面教训孩子。

（《健康时报》特约记者 戴秀娟）

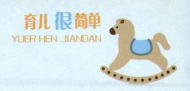

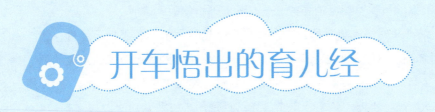

开车悟出的育儿经

开上车后，发现很多驾车的道理也适用于育儿，凡事怕琢磨，相应的，也许你就能发现自己在教育孩子的过程中有哪些问题，应该怎么解决。

别管路，管好你自己

驾车技巧：我刚上路的时候，那个担心呀，前后左右都是车，碰上谁也不得了呀！旁边陪练说，别的车要想撞你怎么都能撞，你就好好在你的路线里开就行了。一听，咋这么在理呢？都说世界上的事只有三种：自己的事、别人的事和"老天"的事。加塞儿是别人的事，下雨是"老天"的事，我们都管不了。

育儿感悟：做父母也一样，我们没办法决定孩子成为一个什么样的人，那是他的事，他会受我们的影响但最终如何是他的选择；孩子会遭遇什么，孩子的生命中会出现哪些人哪些事，这是"老天"的事，更不是我们能决定的；我们唯一能决定的就是"我们做一个怎样的父母"。其实，也只要把这件事做好就行了。

为什么有的人做父母做得特别难呢？因为他总想管"别人的事"和"老天的事"，他想控制全局，可那从来不是他能控制的，所以他就难就怕，而且他一定做不好，因为他的"控制"会让别人和"老天"都不高兴，他不信任孩子，孩子怎么会高兴呢？"老天"其实也一样。

不怕万一，只求一万

驾车技巧：第一次听这句话是在电影《梅兰芳》里。梅兰芳要去美国演出，有点怕，就问经纪人：万一去美国败了呢？经纪人说：只管一万，不管万一。这话用在我练车上更有体会。北京路况这么复杂，驾车人这么多样，谁知道有没有心里有火没处发或喝酒喝到不知道自己是谁的驾驶员呢？如果怕那些万一，还出不出门呢？

育儿感悟：现在的家长，对孩子是这也不能做，那也不能碰，常挂在嘴边的一句话就是：那要有个万一，可怎么办呢？这就是不会"活"的父母。其实当你真正接受生活的时候，你是不会感到恐惧的，因为所有的风险、不好、苦累、艰难、迷惑都是用来生活的。

有多少家长因为害怕那个莫须有的"万一"，宁可孩子什么也不做，什么也不碰，让孩子失去了多少锻炼和体验的机会啊！

怕孩子噎着迟迟不给喂固体食物，结果不会咀嚼的孩子一岁多还长不出一颗牙；怕孩子冻着从小肚兜不离身，结果长大了稍微一掀衣角孩子就感冒发烧……

过度保护的结果只有一个——孩子吃亏，家长悔恨。

 ## 加油不见提速

驾车技巧：右脚一使力，车必然提速。可有时会出现加油不见提速的情况，比如车上坡的时候、路太颠的时候、车轱辘被陷住的时候、手刹没放下却踩着油门的时候……

育儿感悟：很多妈妈抱怨，我已经够努力了，每天盯孩子好紧，什么招儿都使上了，孩子的学习怎么还不见起色呢？

不是妈妈不努力，不是孩子不聪明，而是除了加油之外，还应该注意到其他方面。父母对孩子管得过多，孩子就有依赖，就不会自己用心；父母管得太宽，孩子的自由被大大压缩，他就容易消极、拖延、故意犯错等。

反正总也做不完作业，反正总也达不到妈妈的目标，妈妈很努力，孩子没动力，这就好比妈妈给油孩子踩刹车，不仅提不了速，还毁车呢！有多少严厉的妈妈最终也没把孩子培养成才，母子俩反而谁也不待见谁，目的没达到却伤了亲情。所以呀，看看油门之外的世界吧！

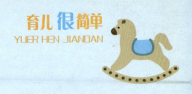

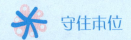 守住本位

驾车技巧：刚上路时陪练总说两句话。第一句是：开车可以让别人但不能让到自己没地方；第二句是：让速不让路，你可以放慢速度，但是不能让出你自己的车道。

育儿感悟：有的父母管孩子学习特别严，严到伤了孩子，生活中又特别纵孩子，纵到屈了自己……这不都是没有守住自己的车道而把事情变糟了吗？

再比如家校沟通，家长总期望老师对自己的孩子多关照，害怕老师给孩子穿小鞋，然后就讨好老师。这实际上是对自己的贬低，你自己对自己都不重视，也就别怪别人不重视你了。

事实上，期待老师多照顾孩子那是贪心，老师的精力有限，能对孩子有一个普通关注就可以了，老师也有自己的义务。所以不用因"有求"老师而献媚，也不用因"害怕"老师而讨好。这样家和学校的关系就好处了。

（中国家庭教育专业委员会理事　孟 迁）

好莱坞第一保姆育儿法

旅居英国数年,其间怀孕生子,遂有幸接触到英国超级保姆特蕾西·霍格的育儿方法,受益匪浅,现介绍给国内父母共享。

特蕾西·霍格还被称为"好莱坞第一保姆",因为在她照顾的 5000 多个婴儿中,包括许多好莱坞知名人士的孩子,如美国影星朱迪·福斯特、迈克尔·福克斯和超模辛迪·克劳馥等。一位制片厂前执行官曾形容她:"具有一种不可思议的能力,能让宝宝平静下来。"还有一位好莱坞执行官在看到霍格女士照顾她得了疝气的新生宝宝时,联想到 1998 年《马语者》电影而亲切地称霍格为"儿语者"。

特蕾西·霍格撰写的书籍一直十分畅销。她还喜欢用可爱的首字母缩写法表达她养育内容的基本模式。

EASY:适合新生宝宝

特蕾西·霍格建议为新生儿建立一个有规律的作息,按照 Eating(喂食)、Activity(玩耍)、Sleeping(睡觉)、You(你自己的时间)的顺序,每隔几个小时,即宝宝睡觉时也就是你休整的时间了。

我的体会:这对于新手妈妈来讲确实是个很有效果的方法,尤其是在欧美国家,新任妈妈们多是独立带孩子,所以,应该在宝宝睡觉的时候给自己身体和心理一个休整的机会。超级保姆也强调用 EASY 程序帮助宝宝养成自己入睡的好习惯。

HELP:鼓励宝宝独立

初学走路的孩子,当他有安全感的时候,也就更愿意独立探索。H(Hold your self back):稳住自己,家长不要过多地干涉,只需观察环境,传递给宝宝你相信他的信息,适时提供帮助;E(Encourage

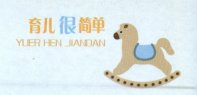

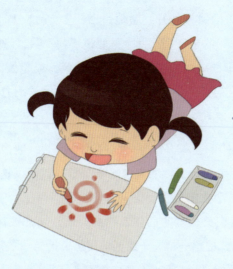

exploration）：鼓励宝宝，鼓励他尝试接触新的人和物；L（Limit）：确定限度，适当警示，确保宝宝在安全的范围内；P（Praise）：赞美宝宝，强化宝宝学习、探索的愿望。

我的体会：在国内，家长最不易做到的就是第一点 H。大人们总想把最好的给孩子，往往干涉过多，把孩子笼罩在自己的影子下。我就接触过一个典型的受此影响的 4 岁孩子，他做任何事情都不自己做决定，画画涂色，总是问老师"我涂什么颜色呢？"

TLC：开始学习说话

Talk（谈论）：谈论任何事任何物。描述你的一天，他的活动⋯⋯

Listen（聆听）：关注孩子的言语和非言语表达，让他感觉到被聆听，并学会如何去关注别人。

Clarify（阐明）：通过重复正确的词讲述观点，不要带有指责或让孩子感觉到他是错的。

霍格强调，不必等到孩子能够回应，即使当小家伙咿咿呀呀发出一串听不懂的声音时，你都可以跟他交谈。通过一些加重语气的短句鼓励他。

我的体会：交谈是建立在父母与儿童之间的一座桥梁。我和我先生在孩子还在肚子里的时候就开始跟他讲话，宝宝3个月大的时候已经能清晰地发出"mā"的音节，八九个月能说"狗、鸭、门门、爷爷"等简单的词。有些父母觉得跟宝宝说话看上去很傻，或是因为觉得不知道该说些什么很少跟宝宝交谈，这些都会延迟宝宝说话的能力。

小贴士：给孩子喂饭备"四把勺"

对于很多家长都头疼的宝宝吃饭问题，特蕾西·霍格也有办法。

她建议，喂宝宝辅食时准备4把勺子，两把给宝贝，两把给自己。当宝贝们第一次吃固体食物的时候，幼儿往往咬住勺子然后抓住它。那就把第一把勺子给他。用第二把勺子喂第二口食物。但他很可能扔掉第一把勺子抓住第二把，这就是为什么要准备3~4把勺子的原因。这就像传送带，用一把勺子代替另一把被宝贝抓住的勺子。

此外，她提出让宝宝参与大人们的就餐来获取就餐经验。坐在餐桌旁有助于孩子明白大人们在就餐时是怎么做的，以及对他的期望是什么。

家长应该做到早点引导你的孩子。一旦他能坐着，就已经为加入家庭聚餐做好了准备。当他第一次从你手中抓走勺子时，就是鼓励他自己吃饭的契机。

和宝宝一起进餐。即使你不饿，也吃一点蔬菜或一片面包，并和宝宝一起坐在餐桌边。这样比起你只是坐在那里尽力把食物塞进他的嘴里，更会让就餐表现得像一个互动过程。这样也会减轻他的压力——你也和他一样在吃饭！

不要把整个碗放在宝贝面前，除非你打算让碗落到你的膝盖上；把一些手指状食物放在托盘上让他自己拿着吃；把碗放在你的盘子上；当他打算喝水或喝汤时再给他喝。

（《健康时报》特约撰稿人　黄娟）

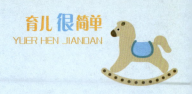
宝宝入园逼出 "特工" 奶奶

都说宝宝上幼儿园不亚于第二次断奶，我是深有体会的。难受的何止是孩子，家里大人个个都似患上焦虑症，尤以一手带大粮雨的奶奶为甚。要不是孩子入园没多久就长了3斤肉，我真怕拦不住婆婆要当 "特工" 打入幼儿园内部的冲动。

 ### 潜伏：欲当卧底去帮厨

粮雨3岁了，要上幼儿园了。报名前我和婆婆一起去幼儿园考察，临走时发现她一点儿没有走的意思。在幼儿园的院子里这看看那逛逛，尤其眼睛总盯着厨房，直到被我强行拉走。回来路上，婆婆问我："不知道这幼儿园厨房是不是招人咧，要不我到这食堂里来帮忙择择菜啥的，反正粮雨上了幼儿园我也没事干。"

 ### 盯梢：中午跑去站后窗

入园的前几天，粮雨最大的问题就是不睡午觉，结果经常是下午接回家的路上就睡着了。婆婆很担心，对我说："那么些孩子哭，粮雨哪睡得着啊！不行，我得自己去看看。我跟你说啊，透过幼儿园的后窗可以看得见他们的床。"我哭笑不得又自知劝不动她。第二天中午婆婆真去盯梢了，结果什么都没看到，幼儿园的窗帘都拉上了。后来孩子在幼儿园慢慢习惯后，婆婆才放下心来，但只要粮雨放学后情绪不好，她就认定他中午肯定没睡好觉。

 ### 强攻：亲自喂饭与铺床

去幼儿园的前几天，奶奶送完粮雨后总是很晚才回到家里，我随口一问，谁想到她竟然是因为担心孩子不会自己吃饭，硬是自己待在班上喂粮雨吃完早饭才放心地走开。

因为嫌幼儿园发的被子薄，开园第一天，婆婆还亲自带着大包小包的被子去给粮雨铺床。

还好入园几天后，婆婆看老师们也照顾得不错，而且自己在那里也打扰了幼儿园的正常秩序，也就作罢了。

 ### 诱供：担心老师会打娃

婆婆还一直担心老师会打孩子，每天粮雨放学回来，总是很紧张地问她："老师打你了吗？"我们一直劝她，现在几乎没有这样的老师，再说自家的孩子也不是那么淘气。而且经常问孩子这些问题，对孩子的心理都是有影响的。好在随着粮雨越来越适应幼儿园的生活，慢慢奶奶也不再问这个问题了。

（湖北武汉　竹君）

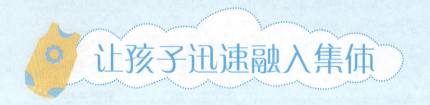

让孩子迅速融入集体

因为我全职在家，所以即使儿子上了幼儿园，我们娘俩也是天天睡到自然醒再去上学。我总想着在孩子这么大的时候，让他多玩一会，少受点束缚。

直到那天，我把他送进幼儿园后，临走时突然想悄悄掀开门帘看看他在干什么。

这一看不要紧，儿子正一个人孤零零地坐在小板凳上，面无表情地看着大家。其他小朋友三个一群两个一伙，玩得正欢。

我心里像冻上冰一样，冷得发颤。我不知道，以前的每一天，儿子是不是都是这样一直坐下去，直到有人理他。

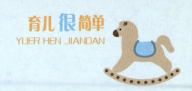

别看孩子们不会诉苦，不会表达，但他们在一个地方受了憋屈，即使当时忍着，也一定会找另一个出口发泄出来。我就有这样的感觉，比如回到家里，他经常会提非分的要求，无缘无故地大哭。看来他是因为看到了信任的人，在信任的人面前哭闹是一种情绪的释放。

我只能先从自己身上找原因。在我们晚到的时间里，其他孩子都混熟了，自然会晚一些接受儿子。无意中的这一瞥，让我悟出了一个道理，给孩子自由，有时不是时间上的，更是心灵上的。

（张月丽）

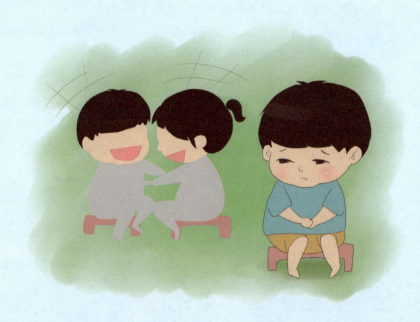

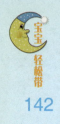
让男孩晚一年上学

　　中国青少年研究中心副主任孙云晓说："现在美国和澳大利亚流行一种做法，给男孩最好的礼物，就是让他晚上学一年。"除了3%的超常儿童之外，97%的男孩都不适合早于6岁上学。

　　这是因为一个5岁男孩的大脑语言区发育水平只相当于3岁半女孩的水平，他的读写能力、手指运动神经发育远远落后于女孩子。年龄越小差别越大，你让他早上学，他很难适应，听不懂、坐不住，这会带来一系列的问题。

　　孙云晓指出，男孩发育落后本来只是一个特点而不是缺点，但是我们现在正在把它变成一个缺点，变成一个问题，以至于全国男孩从小学、中学到大学，节节败退，女孩子全面崛起。

　　现在仍然有很多孕妇为了让孩子9月1日之前出生，为了将来可以早上学，有的孩子可能10月份才到预产期，8月下旬就剖腹产。这是非常荒唐、愚昧的做法。孙云晓和两位儿童心理学博士经过一年半对男孩成长率的研究后，写了《拯救男孩》一书，就是为了告诉家长，男孩子

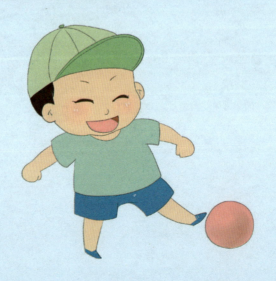

早于 6 岁上学，很可能是一个灾难性的选择。

现在"独二代"成长中有一个最大的缺陷是游戏不足、运动不足，尤其是男孩，没办法满足成长的需求。女孩子喜欢语言沟通、阅读，男孩子需要的是探索型的学习方式。孙云晓建议，教育中应该给男孩更多一些运动。

（《健康时报》记者　王志胜）

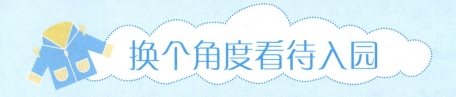

换个角度看待入园

家长的焦虑对宝宝适应幼儿园的生活有害无益，与其天天琢磨着怎么当"特工"，不如转移注意力，找一些别的兴趣点。宝宝终究是要走入社会的，给宝宝一个十全十美的环境，不如给他一个积极乐观的心态，让他学会在困难时快乐有效地解决问题。

家长的焦虑和纠结也会传递给宝宝，所以，那些心态比较放松的家长，他们的宝宝适应幼儿园往往会更快一些。

要理解孩子的分离焦虑，也要允许宝宝发泄情绪，刚入园时他可能变得比较烦躁、黏人，甚至爱打人等，在保证安全的前提下，应该允许他以自己的方式发泄，而不是一味地压制。一旦压力释放出去，他的分离焦虑也就减轻了。

也可以找个宝宝熟悉的玩具或物品让他带到幼儿园，这个熟悉的玩具或物品可以部分地替代家长，带给他一种心理上的支持。

切记不要给宝宝任何负面的暗示，像"老师有没有批评你？"等，这些话都会让他对幼儿园产生抵制的情绪。如果实在不知道问什么好，就干脆不问，让他在家里的生活维持入园前的状态反而更好些。

（育儿专家　林怡）

温馨提示：本书中的方法未必适合所有的小宝宝，家长要根据自家宝宝的情况选择合理养育方式。

图书在版编目（CIP）数据

育儿很简单/健康时报编辑部主编；水冰月绘.—北京：中国科学技术出版社，2016

（宝宝轻松带）

ISBN 978-7-5046-7133-2

Ⅰ．①育… Ⅱ．①健… ②水… Ⅲ．①婴幼儿－哺育 Ⅳ．① TS976.31

中国版本图书馆 CIP 数据核字 (2016) 第 074389 号

策划编辑：肖　叶
责任编辑：邵　梦
封面设计：朱　颖
图书装帧：参天树
责任校对：王勤杰
责任印制：马宇晨
法律顾问：宋润君

中国科学技术出版社出版

http://www.cspbooks.com.cn

北京市海淀区中关村南大街 16 号

邮政编码：100081

电　话：010-62103130

传　真：010-62179148

科学普及出版社发行部发行

鸿博昊天科技有限公司印刷

开　本：720 毫米 ×1000 毫米 1/16

印　张：9.5

字　数：150 千字

2016 年 7 月第 1 版　2016 年 7 月第 1 次印刷

ISBN　978-7-5046-7133-2/TS・84

印　数：1-3000

定　价：39.80 元